Elementos esenciales para un envejecimiento saludable

Consejos de acondicionamiento físico para adultos y personas mayores

POR
VICTORIA ROSE

Contenido

Consejos de acondicionamiento físico para adultos y personas mayores

Introducción

Adoptar el fitness en los últimos años

Capítulo 1. Comprender los beneficios del ejercicio a medida que envejecemos

Capítulo 2. Establecer objetivos de acondicionamiento físico realistas para la salud a largo plazo

Capítulo 3. Salud cardiovascular: ejercicios para un corazón fuerte

Capítulo 4. Entrenamiento de fuerza para la masa muscular y la densidad ósea

Capítulo 5. Flexibilidad y equilibrio: componentes clave del fitness para personas mayores

Capítulo 6. Incorporar actividades de bajo impacto a su rutina

Capítulo 7. El papel de la nutrición en el envejecimiento saludable

Capítulo 8. Bienestar mental: ejercicio para la salud cognitiva

Capítulo 9. Superar las barreras comunes al ejercicio en adultos mayores

Capítulo 10. Encontrar el programa de acondicionamiento físico adecuado para sus necesidades

Capítulo 11. Mantenerse seguro y libre de lesiones mientras hace ejercicio

Capítulo 12. Técnicas de motivación para mantener la coherencia

Capítulo 13. Consejos de acondicionamiento físico para controlar las enfermedades crónicas

Conclusión: Prosperar a través de un envejecimiento saludable

Palabras clave: - Elementos esenciales para el envejecimiento, contenidos higiénicos, estilo de vida saludable, aptitud física, atención de calidad, larga vida.

Tabla de contenido

Introducción: 4

Adoptar el fitness en los últimos años 4

Comprender los beneficios del ejercicio a medida que envejecemos 6

Ventajas físicas de la actividad física- 6

La actividad física tiene efectos emocionales y mentales positivos 7

Ventajas sociales y psicológicas. 8

Consideraciones importantes para las personas mayores 8

Establecer objetivos de acondicionamiento físico realistas para la salud a largo plazo 10

Estrategias para crear objetivos de fitness realistas ...11

Mayor compromiso y motivación: 12

Superar las dificultades y ajustar los objetivos a largo plazo 13

Conclusión 14

Salud cardiovascular 15

Ejercicios para un corazón fuerte 15

Ejercicios cardiovasculares para la salud del corazón: 17

Planificación de un programa de actividad cardiovascular 18

Más allá de los beneficios para la salud física 19

Conclusión 20

Entrenamiento de fuerza para masa muscular y densidad ósea 21

Fuerza muscular ampliada 22

Objetivos de control de peso y composición corporal.22

Tipos de ejercicios para el entrenamiento de fuerza ..23

Consideraciones de seguridad y eficiencia..................26

Conclusión 27

Flexibilidad y equilibrio 28

Componentes clave del fitness para personas mayores 28

Descubriendo la adaptabilidad y el equilibrio 28

Más allá de los beneficios para la salud física.............32

Incorporar actividades de bajo impacto en su rutina 34

Beneficios para la salud conjunta de las actividades de bajo impacto:..35

conclusión 39

El papel de la nutrición en el envejecimiento saludable.40

Suplementos clave para la maduración de sólidos 41

Bienestar mental..45

Ejercicio para la salud cognitiva 45

Ventajas de la actividad para el bienestar mental 46

Ejercicios para la salud cognitiva 47

Consideraciones de seguridad y eficiencia..................50

Superar las barreras comunes al ejercicio en adultos mayores 52

Abordar las preocupaciones sobre la seguridad 55

Estableciendo un clima abierto 56

Encontrar el programa de acondicionamiento físico adecuado para sus necesidades....................................59

Evaluación de la razonabilidad del sistema 61

Consejos esenciales para empezar Obtenga asesoramiento de un profesional...............................62

Mantener un compromiso con su programa de acondicionamiento físico Establecer objetivos alcanzables 63

Celebrando historias de éxito y brindando inspiración 64

Mantenerse seguro y libre de lesiones mientras hace ejercicio...sesenta y cinco

Estrategias para mantenerse seguro y evitar lesiones 66

Abordar la seguridad en diversos entornos de ejercicio 69

Conclusión 71

Técnicas de motivación para mantener la coherencia....72

Técnicas para una motivación efectiva......................73

Superar los obstáculos comunes a la coherencia 75

Poner en práctica los principios psicológicos..............76

Consejos de acondicionamiento físico para controlar las enfermedades crónicas 78

Instrucciones de acondicionamiento físico personalizadas para afecciones crónicas específicas Diabetes 79

Guía práctica para implementar el ejercicio de manera segura...82

Integrar la actividad física en la vida diaria.................83

Conclusión: 85

Prosperar a través de un envejecimiento saludable ...85

Enfoques prácticos para el envejecimiento saludable 87

Mejor nivel de vida 88

Dificultades y sorprendentes puertas abiertas en la Maduración Sólida 89

Introducción

Adoptar el fitness en los últimos años

abrazandoFitness en la vejez En el mundo actual, donde la búsqueda de salud y vitalidad trasciende la edad, la idea de fitness en la vejez ha adquirido un nuevo significado. Mantener la aptitud física surge no sólo como un objetivo sino también como un componente esencial del bienestar general a medida que los adultos y las personas mayores enfrentan los desafíos del envejecimiento. Esta introducción tiene como objetivo resaltar los efectos transformadores del fitness en la calidad de vida en la vejez y resaltar su importancia.

Un estilo de vida saludable nunca debe verse limitado por la edad. De hecho, las ventajas del ejercicio regular se vuelven aún más evidentes a medida que envejecemos. El ejercicio no sólo mejora la fuerza muscular y la salud cardiovascular, sino que también mejora la flexibilidad, el equilibrio y la función cognitiva. Estas cualidades son esenciales para mantener la propia independencia y reducir el riesgo de padecer enfermedades crónicas, que frecuentemente acompañan al envejecimiento.

Además, el fitness es algo más que la fuerza física; También se incluye la resiliencia mental y emocional. Se ha demostrado que el ejercicio regular reduce el estrés, mejora el estado de ánimo y fomenta una sensación de logro y propósito. Desarrolla una perspectiva positiva que insta a las personas a avanzar hacia la madurez con certeza y esencialidad.

Queremos ofrecer a adultos y personas mayores consejos prácticos sobre fitness a través de este libro electrónico. Los lectores pueden embarcarse en un viaje hacia un mayor bienestar y longevidad comprendiendo los principios del envejecimiento saludable e incorporando el fitness a la vida diaria. Independientemente de la edad, adoptar el fitness en la vejez es más que una simple elección; es un compromiso de prosperar.

Capítulo 1

Comprender los beneficios del ejercicio a medida que envejecemos

A medida que avanzamos en la vida, la importancia de mantenerse al día con el trabajo real se vuelve cada vez más clara, especialmente a medida que envejecemos. El ejercicio es más que una simple herramienta para lucir más joven o perder peso; Tiene un efecto sobre nuestro bienestar físico, mental y emocional y es la piedra angular del envejecimiento saludable. Esta investigación en profundidad profundiza en las numerosas ventajas del ejercicio para las personas mayores, centrándose en su papel en la mejora de la longevidad, la independencia y la calidad de vida.

Ventajas físicas de la actividad física-

1. Condición del corazón: Las enfermedades cardiovasculares como ataques cardíacos y accidentes cerebrovasculares tienen muchas menos probabilidades de ocurrir en personas que realizan actividad física con regularidad. Mejora la circulación, fortalece el músculo cardíaco y contribuye a mantener niveles saludables de presión arterial y colesterol.

2. Fuerza sólida y densidad ósea: el levantamiento de pesas y otras formas de entrenamiento de fuerza son esenciales para mantener la densidad ósea y la masa muscular a medida que envejecemos. Esto no sólo mejora la fuerza física, sino que también reduce el riesgo de osteoporosis y fracturas.

3. Adaptabilidad y salud de las articulaciones: Los ejercicios de estiramiento te ayudan a ser más flexible, lo cual es importante para mantener tu movilidad y evitar lesiones. Además, mejoran la función de las articulaciones y alivian la rigidez relacionada con el envejecimiento.

4. Coordinación y equilibrio: a medida que uno envejece, los problemas de equilibrio y coordinación se vuelven más comunes, lo que aumenta la probabilidad de caerse. Los ejercicios basados en el equilibrio, como el yoga y el tai chi, pueden ayudarle a estar más estable y a tener menos probabilidades de lastimarse en una caída.

La actividad física tiene efectos emocionales y mentales positivos

1. Función mental: se ha demostrado que realizar actividad física mejora la función cognitiva y reduce el riesgo de deterioro cognitivo con la edad. Al mejorar las funciones ejecutivas, la memoria y la neuroplasticidad, mejora la salud del cerebro.

2. Control del estado de ánimo: Durante el ejercicio se liberan endorfinas, también conocidas como "hormonas del bienestar", que pueden ayudar a aliviar los síntomas de ansiedad y depresión. Ayuda a gestionar eficazmente el estrés y fomenta una actitud positiva.

3. Naturaleza del sueño: La calidad y duración del sueño mejoran mediante la actividad física regular, que es importante para la salud y el bienestar general. Dirige los ritmos circadianos y promueve un descanso más profundo y solidario.

Ventajas sociales y psicológicas.

1. Interacción con otros: Las oportunidades para la interacción social y la conexión con otros se brindan al participar en deportes recreativos o clases de ejercicios en grupo. Esto hace que las personas se sientan más conectadas entre sí y menos solas o aisladas.

2. Sentimiento de logro: la autoestima y el sentido de logro se fomentan cuando se establecen y logran objetivos de acondicionamiento físico, por pequeños que sean. Mejora la certeza e impulsa a los adultos más establecidos a seguir buscando una forma de vida sólida.

Consideraciones importantes para las personas mayores

1. Precauciones de seguridad: las personas mayores deben hablar con los médicos y otros profesionales médicos antes de comenzar cualquier programa de ejercicios, especialmente si ya tienen una afección o inquietud médica. Además, a medida que su nivel de condición física mejore, deben comenzar con un nivel bajo y aumentar gradualmente la intensidad y la duración.

2. Flexibilidad y accesibilidad: los proyectos de práctica deben adaptarse a los requisitos y capacidades individuales. Los ejercicios de baja influencia, el hardware versátil y las modificaciones pueden hacer que el trabajo real sea más abierto y atractivo para los adultos más experimentados con restricciones o incapacidades de portabilidad.

3. Variabilidad y coherencia: la coherencia es fundamental para recibir las recompensas de la actividad. Se garantiza un programa de acondicionamiento físico completo que aborde diversos aspectos de la salud física y mental mediante la incorporación de una variedad de actividades, como ejercicios aeróbicos, de fuerza, flexibilidad y equilibrio.

Análisis contextuales y ejemplos de superación de la adversidad.

A través de redes alrededor del mundo, adultos más experimentados han abrazado los beneficios de la actividad, compartiendo conmovedores relatos de versatilidad, diligencia y cambio. Estas personas han demostrado que la edad no es una barrera para el éxito sino más bien una oportunidad para prosperar mediante el ejercicio regular. Sus encuentros resaltan el efecto significativo de la actividad en la mejora de la libertad, el mantenimiento de la imperatividad y la participación en una vida satisfactoria hasta bien entrada una edad adulta más establecida.

Teniendo todo en cuenta, los beneficios de la actividad física para los adultos más experimentados van mucho más allá del bienestar real. Es un potente instrumento que mejora la calidad de vida general, la independencia y la longevidad. Los adultos mayores pueden gestionar su salud de forma proactiva, mejorar su bienestar y seguir llevando una vida activa y plena al comprender y aceptar los numerosos beneficios del ejercicio. La actividad física regular se convierte en un componente esencial del envejecimiento saludable a medida que envejecemos, lo que demuestra la resiliencia y vitalidad de nuestros últimos años.

Capitulo 2

Establecer objetivos de acondicionamiento físico realistas para la salud a largo plazo

Plantearse objetivos es una parte clave para avanzar en cualquier emprendimiento, y el bienestar no es una excepción. Establecer objetivos de fitness realistas es importante para la salud a largo plazo porque implica algo más que apuntar a un determinado peso o tamaño muscular; también implica desarrollar rutinas duraderas que contribuyan a la salud general y la longevidad. Esta investigación en profundidad profundiza en la importancia de establecer objetivos de acondicionamiento físico que sean alcanzables, métodos para establecer hitos que se pueden alcanzar y las ventajas psicológicas y físicas de seguir un enfoque proactivo hacia la salud y el acondicionamiento físico a lo largo de la vida.

Reconocer la importancia de establecer objetivos de acondicionamiento físico realistas Varios factores requieren establecer objetivos de acondicionamiento físico realistas:

1. Impulso y concentración: los objetivos claros brindan orientación e inspiración, ayudando a las personas a permanecer fijas en su proceso de bienestar. Ellos crean un sentido de propósito y compromiso para lograr los resultados deseados.

2. Progreso que se puede medir: las personas pueden monitorear objetivamente su progreso cuando establecen metas. Los objetivos mensurables le brindan indicadores concretos de éxito, ya sea que esté realizando un seguimiento de la pérdida de peso, el aumento de fuerza o el aumento de la resistencia cardiovascular.

3. Sostenibilidad en el tiempo: con el tiempo, las metas alcanzables son sostenibles. Fomentan un estilo de vida que respalda la salud y el bienestar continuos al fomentar la coherencia en las rutinas de ejercicio y las elecciones dietéticas.

4. Empoderamiento de la mente: alcanzar objetivos de fitness aumenta la autoeficacia y la confianza. Refuerza una actitud proactiva hacia la salud e infunde confianza en la capacidad de realizar cambios positivos.

Estrategias para crear objetivos de fitness realistas

1. Examine su nivel actual de condición física: Es esencial evaluar su nivel actual de condición física antes de establecer metas. La fuerza, la resistencia cardiovascular, la flexibilidad y cualquier consideración o limitación de salud son parte de esto.

2. Definir objetivos claramente y mensurables: los objetivos deben ser explícitos, cuantificables, factibles, aplicables y con plazos determinados (Savvy). Por ejemplo, en lugar de plantearse un objetivo dudoso como "ponerse más en forma", un objetivo astuto sería "perder 10 libras en los próximos 3 meses".

3. Divida sus objetivos en hitos: divida las grandes metas en pasos más pequeños y manejables. Este enfoque considera un avance constante y previene la dominación.

4. Tenga en cuenta las preferencias personales y el estilo de vida: los objetivos deben alinearse con las inclinaciones individuales y adaptarse a los horarios del día a día. Elegir actividades agradables mejora la persistencia y la adherencia.

5. Asistencia y responsabilidad: comparta objetivos con una organización estable, ya sean amigos, familiares o un mentor de bienestar. El estímulo y la responsabilidad pueden aumentar significativamente el compromiso y la motivación.

El establecimiento de objetivos tiene efectos psicológicos y físicos positivos.

Mayor compromiso y motivación:

1. Los objetivos proporcionan un incentivo claro para mantener hábitos saludables. Crean un sistema para la dinámica cotidiana que se centra en el bienestar y la prosperidad.

2. Concentración y disciplina aún más desarrolladas: se requiere compromiso y disciplina para establecer objetivos, lo que da como resultado un mayor enfoque en las actividades relacionadas con el fitness y la coherencia del comportamiento.

3. Menor riesgo de enfermedades a largo plazo: el trabajo real normal y los hábitos de vida saludables asociados con el logro de objetivos reducen el riesgo de enfermedades crónicas como enfermedades coronarias, diabetes y ciertas enfermedades.

4. Efectos sobre el bienestar mental: La consecución de objetivos eleva el estado de ánimo, reduce los niveles de estrés y mejora la salud mental en su conjunto.

5. Longevidad y bienestar: al respaldar la salud cardiovascular, la fuerza muscular, la densidad ósea y la función cognitiva, alcanzar los objetivos de acondicionamiento físico respalda la longevidad.

Superar las dificultades y ajustar los objetivos a largo plazo

1. Resolver obstáculos: los fracasos son parte de todo viaje de acondicionamiento físico. En lugar de considerar los contratiempos como decepciones, utilícelos como oportunidades de aprendizaje para cambiar objetivos y técnicas.

2. Ajustar los objetivos con la edad: a medida que las personas envejecen, sus objetivos de bienestar pueden evolucionar. Es esencial ajustar los objetivos para adaptarse a las preferencias, habilidades y consideraciones de salud cambiantes.

3. Observación de logros: Celebre cada paso de los hitos y logros del camino. La motivación aumenta y el comportamiento positivo se refuerza cuando se reconoce el progreso.

Estudios de casos y ejemplos del mundo real En comunidades de todo el mundo, personas de todas las edades han reconocido cómo establecer objetivos de acondicionamiento físico alcanzables puede transformar vidas. Estas personas demuestran la resiliencia y la tenacidad que conlleva establecer objetivos, desde historias de éxito en la pérdida de peso hasta la superación de problemas de salud. Sus encuentros presentan el efecto innovador de adoptar una forma proactiva de abordar el bienestar y el bienestar, sin prestar atención al progreso en años o al nivel inicial de bienestar.

Conclusión

En conclusión, establecer objetivos de fitness realistas implica cultivar un compromiso de por vida con la salud y el bienestar, en lugar de simplemente lograr un resultado específico. Las personas pueden aprovechar la motivación, realizar un seguimiento del progreso y desarrollar hábitos que respalden la salud física y mental a largo plazo estableciendo objetivos claros y alcanzables. El establecimiento de objetivos brinda a las personas el poder de vivir una vida mejor y proporciona un camino hacia el éxito, ya sea que el objetivo sea aumentar la fuerza, la resistencia cardiovascular o el estado físico general. Dar prioridad a los objetivos de acondicionamiento físico se convierte en un componente esencial de la resiliencia, la vitalidad y una calidad de vida satisfactoria a medida que navegamos por las complejidades de la vida moderna.

Capítulo 3

Salud cardiovascular

Ejercicios para un corazón fuerte

Salud del corazón: ejercicios para un corazón fuerte La salud cardiovascular es importante para su salud general porque el corazón es una parte importante para que todo el cuerpo reciba sangre rica en oxígeno. Mantener las principales áreas de fuerza para una actividad normal mejora el bienestar cardiovascular y reduce el riesgo de enfermedades coronarias, accidentes cerebrovasculares y otras afecciones cardiovasculares. Esta investigación en profundidad profundiza en la importancia del ejercicio cardiovascular, los ejercicios específicos que son buenos para el corazón y los métodos prácticos para incluir estos ejercicios en una rutina de fitness saludable.

Entendiendo la salud cardiovascular, el sistema cardiovascular está formado por el corazón y los vasos sanguíneos, que colaboran para transportar nutrientes y oxígeno a los órganos y tejidos. El ejercicio aeróbico, también conocido como ejercicio cardiovascular, es cualquier actividad que provoque un aumento sostenido del ritmo cardíaco y de la frecuencia respiratoria. Este tipo de ejercicio fortalece el músculo cardíaco, mejora la circulación y hace que el cuerpo utilice el oxígeno de manera más eficaz.

1. Las ventajas del ejercicio cardiovascular Fuerza cardíaca desarrollada aún más**: El músculo cardíaco se fortalece mediante el ejercicio cardiovascular regular, lo que le permite bombear sangre de manera más efectiva con cada latido. La carga de trabajo del corazón se reduce y, como resultado, la frecuencia cardíaca en reposo disminuye.

2. Aumento de la circulación La actividad cardiovascular desarrolla aún más el flujo sanguíneo en todo el cuerpo, transportando más oxígeno y nutrientes a los tejidos y órganos. Además, ayuda en la eliminación de desechos celulares.

3. Reducir la presión arterial El ejercicio habitual de alto impacto puede ayudar a reducir la presión arterial, que es un gran factor de riesgo para las enfermedades coronarias y los accidentes cerebrovasculares.

4. Colesterol HDL más alto: El colesterol HDL, frecuentemente denominado colesterol "bueno", ayuda a eliminar el colesterol LDL (colesterol malo) de las paredes. Los niveles de HDL pueden aumentar como resultado del ejercicio cardiovascular, lo que puede mejorar los perfiles de lípidos y reducir el riesgo de enfermedad cardiovascular.

5. Controlar su peso: el ejercicio aeróbico ayuda a quemar calorías y fomenta la pérdida o el mantenimiento del peso, los cuales pueden reducir el riesgo de enfermedades cardiovasculares relacionadas con la obesidad.

Ejercicios cardiovasculares para la salud del corazón:

1Los caminantes de todos los niveles de condición física pueden participar en este ejercicio cardiovascular de bajo impacto. Se puede realizar al aire libre en parques o barrios o en interiores en una cinta de correr.

2. *Trotar y correr*: Trotar y correr aumentan significativamente la frecuencia cardíaca y aumentan la resistencia cardiovascular. Se pueden hacer que funcionen a diferentes intensidades dependiendo de su forma física.

3. Ciclismo: Ciclismo: ya sea en bicicleta estática o al aire libre, es una increíble actividad que consume oxígeno, fortalece los músculos de las piernas y trabaja el bienestar cardiovascular.

4. Natación: La natación es un ejercicio para todo el cuerpo que es suave para las articulaciones y bueno para el corazón. Mejora la flexibilidad, la resistencia y la fuerza.

5. Bailar: Bailar es una forma divertida y eficaz de acelerar el ritmo cardíaco y poner en forma el corazón. Podría ser cualquier cosa, desde clases de Zumba hasta bailes de salón.

6. Cuerda para saltar: La coordinación, la agilidad y la resistencia cardiovascular se mejoran saltando la cuerda, un ejercicio cardiovascular de alta intensidad.

7. Remo: Las máquinas de remo proporcionan un entrenamiento de cuerpo completo que fortalece los músculos y mejora la condición cardiovascular. También mejora la resistencia y la fuerza en la parte superior del cuerpo.

Planificación de un programa de actividad cardiovascular

1. Consulta con un profesional médico: es esencial consultar a un proveedor de atención médica o un profesional del fitness antes de comenzar un nuevo programa de ejercicios, especialmente para personas con problemas o problemas de salud preexistentes.

2. Establecer objetivos:Establezca objetivos específicos de aptitud cardiovascular, como perder peso, reducir la presión arterial o hacer ejercicio a un ritmo cardíaco determinado.

3. Calentamiento y resistencia:Comience siempre con un calentamiento para preparar sus músculos y su sistema cardiovascular para el ejercicio, y termine con un enfriamiento para disminuir su ritmo cardíaco y evitar que se maree.

4. Sobrecarga moderada:Para desafiar al corazón y desarrollar la condición física con el tiempo, aumente gradualmente la intensidad, la duración o la frecuencia del ejercicio cardiovascular. La idea de una sobrecarga progresiva evita estancamientos y fomenta el progreso continuo.

*5. Modalidades de mezcla:*Incluye una variedad de ejercicios cardiovasculares en tu rutina para no aburrirte, trabajar diferentes grupos musculares y sacarle el máximo partido a tu fitness.

6. Comprobar tu frecuencia cardíaca: Utilice un monitor de frecuencia cardíaca o controle manualmente su pulso para controlar su frecuencia cardíaca mientras hace ejercicio. Esto garantiza que la potencia del ejercicio esté dentro de la zona de pulso objetivo para mejorar el bienestar cardiovascular.

Más allá de los beneficios para la salud física

*1. Felicidad en la mente:*La actividad cardiovascular libera endorfinas, que son sinapsis que promueven sensaciones de felicidad y disminuyen el estrés y la inquietud.

*2. Duerme bien:*La calidad y duración del sueño se pueden mejorar mediante el ejercicio aeróbico regular, mejorando la sensación de bienestar y estado de alerta durante el día.

*3. Longevidad:*Mediante el ejercicio regular se puede mantener la salud cardiovascular, lo que ayuda a las personas a vivir más tiempo y mejora su calidad de vida a medida que envejecen.

Estudios de casos e historias de éxito En comunidades de todo el mundo, las rutinas de ejercicio específicas han dado lugar a mejoras transformadoras en la salud cardiovascular. Estas historias de éxito demuestran el impacto significativo del ejercicio cardiovascular en la salud y el bienestar a largo plazo, desde la reducción de la presión arterial hasta el aumento de la resistencia y la vitalidad general.

Conclusión

El ejercicio cardiovascular es esencial para promover la salud cardiovascular y mantener un corazón fuerte. Las personas pueden fortalecer el músculo cardíaco, mejorar la circulación y reducir el riesgo de enfermedades cardíacas y otras afecciones cardiovasculares incorporando actividades físicas regulares como caminar, correr, nadar y andar en bicicleta. Las ventajas incluyen bienestar mental, sueño de calidad y mayor longevidad además de la salud física. Nos empoderamos para vivir una vida más saludable y satisfactoria hasta bien entrada la tercera edad al otorgar alta prioridad al ejercicio cardiovascular en nuestra vida diaria. No se trata simplemente de una opción de adoptar un enfoque proactivo para la salud del corazón mediante el ejercicio regular; más bien, es un compromiso de nutrir el corazón que nos proporciona el sustento de la vida.

Capítulo 4

Entrenamiento de fuerza para masa muscular y densidad ósea

El entrenamiento de fuerza, también llamado entrenamiento de oposición o levantamiento de pesas, es una parte indispensable del bienestar que va más allá del desarrollo muscular. En particular, a medida que envejecemos, desempeña un papel crucial en el mantenimiento y la mejora de la fuerza muscular, la densidad ósea y la función física general. Esta investigación en profundidad profundiza en las ventajas del entrenamiento de fuerza, cómo afecta la masa muscular y la densidad ósea, formas prácticas de incorporar el entrenamiento de fuerza en una rutina de ejercicios y consideraciones de seguridad y efectividad.

Comprender el entrenamiento de fuerza Los ejercicios que utilizan resistencia para estimular las contracciones musculares se conocen como entrenamiento de fuerza. Estos ejercicios aumentan el tamaño, la resistencia y la fuerza del músculo esquelético. Es muy posible realizarlo utilizando diferentes tipos de hardware, incluidas cargas libres (pesas libres, pesas de mano), grupos de oposición, máquinas de pesas o incluso prácticas de peso corporal como flexiones y sentadillas.

El entrenamiento de fuerza tiene las siguientes ventajas para la masa muscular:

Fuerza muscular ampliada

*1.Fuerza habitual*La preparación mejora la fuerza muscular al hacer que las fibras musculares se ajusten y se desarrollen aún más a largo plazo. Esta mejora en la fuerza se suma a una mejor ejecución en los ejercicios diarios y disminuye el riesgo de lesiones.

2. Hipertrofia de los músculos: La hipertrofia muscular, o la expansión del tamaño de los músculos como resultado de la expansión de las fibras musculares, se ve favorecida por el entrenamiento de fuerza. Esto mejora la apariencia real y desarrolla aún más la capacidad muscular y la capacidad metabólica.

3. Mayor durabilidad muscular: El entrenamiento de fuerza aumenta la resistencia muscular, lo que permite que los músculos realicen una actividad prolongada sin cansarse. Esto es beneficioso para actividades que requieren un esfuerzo prolongado o movimientos repetitivos.

4. Beneficios para el cuerpo:El entrenamiento de fuerza aumenta la tasa metabólica en reposo, lo que significa que el cuerpo quema más calorías en reposo.

Objetivos de control de peso y composición corporal.**puede beneficiarse de esto.**

1. Las ventajas del entrenamiento de fuerza para la adaptación ósea a la densidad ósea: De la misma manera que lo hacenLos músculos; El entrenamiento de resistencia hace que los huesos sean más fuertes y densos. Los ejercicios de resistencia y con pesas ayudan a mantener o aumentar la densidad ósea estimulando la formación y remodelación ósea.

*2. Menor riesgo de osteoporosis:*El entrenamiento de fuerza es especialmente útil para reducir el riesgo de osteoporosis, una afección caracterizada por una masa ósea baja y una mayor vulnerabilidad a las fracturas. Mejora la resistencia ósea y mantiene la densidad mineral ósea.

*3. Salud de las articulaciones:*Es menos probable que se produzcan lesiones articulares y osteoartritis si los músculos son fuertes porque brindan mejor soporte y estabilidad a las articulaciones. Esto es especialmente importante para adultos mayores o personas con circunstancias comunes.

Tipos de ejercicios para el entrenamiento de fuerza

1. Ejercicios de Composición: Las actividades compuestas incluyen diferentes grupos de músculos y articulaciones que cooperan. Ejemplos de ello son sentadillas, peso muerto, press de banca y dominadas. Estos ejercicios son eficaces para aumentar la masa muscular y la fuerza general.

2. Entrenamiento de aislamiento: Las prácticas de desconexión se dirigen a músculos explícitos o grupos de músculos. Algunos ejemplos son extensiones de piernas, elevaciones de pantorrillas, flexiones de bíceps y extensiones de tríceps. Con estos ejercicios se puede centrar la atención en grupos de músculos específicos o corregir los desequilibrios musculares.

3. Ejercicios con tu peso corporal:El propio peso corporal del individuo actúa como resistencia en los ejercicios de peso corporal. Planchas, fondos, flexiones y estocadas son todos ejemplos. Estas actividades son ventajosas y se pueden realizar en cualquier lugar sin equipo.

4. Bandas de Resistencia: Las bandas de resistencia se pueden usar para una variedad de ejercicios de fuerza como flexiones de piernas, prensas de pecho y remo porque brindan resistencia externa.

Son adaptables y se pueden utilizar en casa o de viaje para hacer ejercicio.

*1. Planificación de un programa de entrenamiento de fuerza Objetivos e intenciones:*Establezca objetivos específicos para el entrenamiento de fuerza, como aumentar la masa muscular, aumentar la densidad ósea o mejorar la función física general.

2. Frecuencia: Al menos dos o tres veces por semana debe ser su objetivo para el entrenamiento de fuerza, con un día libre entremedio para la recuperación y adaptación muscular.

3. Sobrecarga moderada: Aumente el peso, las repeticiones o las series de ejercicios gradualmente para mantener los músculos desafiados y estimular el crecimiento.

4. Técnica y forma adecuadas: Utilice la estructura y el procedimiento correctos durante las actividades para ampliar la idoneidad y disminuir el riesgo de lesiones. Empiece por aprender los métodos correctos trabajando con un entrenador personal certificado.

5. Calentamiento y resistencia: Comience continuamente con una preparación para planificar los músculos y las articulaciones para el ejercicio, y finalice con un enfriamiento para avanzar en la recuperación y adaptabilidad muscular.

: La recuperación y el desarrollo muscular se apoyan en una nutrición e hidratación adecuadas. Mantenga una dieta bien equilibrada y rica en proteínas para ayudar en la síntesis y reparación muscular.

Consideraciones de seguridad y eficiencia

1. Consulta con un Profesional Médico: Antes de comenzar un programa de entrenamiento de fuerza, las personas que ya tienen problemas o inquietudes de salud deben hablar con un médico.

2. Empiece lentamente: Comience con cargas u obstrucciones más livianas y aumente lentamente a medida que la fuerza y la certeza lleguen al siguiente nivel. Como resultado de esto, es menos probable que se produzca sobreentrenamiento y lesiones.

3. Presta atención a tu cuerpo: Durante el ejercicio, preste atención a los signos de fatiga, dolor o malestar. Si es necesario, modifica los ejercicios o busca consejo de un profesional del fitness.

4. Recuperación y Descanso: Dale tiempo a tus músculos para que se recuperen y reparen entre sesiones de entrenamiento de fuerza dándoles suficiente tiempo libre. El sobreentrenamiento puede obstaculizar el progreso y provocar lesiones.

Análisis contextuales y ejemplos de superación de la adversidad.

A lo largo de las redes de todo el mundo, las personas han encontrado mejoras extraordinarias en la fuerza muscular, el grosor de los huesos y, en general, la capacidad real a través de un entrenamiento de fuerza predecible. Estas historias de éxito enfatizan el papel que desempeña el entrenamiento de fuerza en la promoción de la salud y el bienestar a lo largo de la vida y las numerosas ventajas que ofrece a personas de todas las edades y niveles de condición física.

Conclusión

En conclusión, el entrenamiento de fuerza es necesario para mejorar la función física general, aumentar la densidad ósea y desarrollar y mantener la masa muscular. Las personas pueden lograr importantes beneficios para la salud, incluido un aumento de la fuerza, un mejor metabolismo, un menor riesgo de osteoporosis y una mejor estabilidad de las articulaciones, al incorporar una variedad de ejercicios de fuerza en una rutina de ejercicios equilibrada. El entrenamiento de fuerza es un componente esencial del envejecimiento saludable y la longevidad porque los beneficios se extienden más allá de la salud física hasta el bienestar mental y la calidad de vida. Nos damos la capacidad de vivir vidas más largas, más saludables y más vibrantes si hacemos del entrenamiento de fuerza una prioridad en nuestra vida diaria. Desarrollar resiliencia, vitalidad y una base para una salud de por vida son parte de aprovechar el poder del entrenamiento de fuerza.

Capítulo 5

Flexibilidad y equilibrio

Componentes clave del fitness para personas mayores

La adaptabilidad y el equilibrio son partes fundamentales del bienestar de las personas mayores y desempeñan un papel importante a la hora de mantener la portabilidad, prevenir caídas y mejorar la satisfacción personal en general. Para apoyar la independencia y reducir la probabilidad de lesiones, es cada vez más importante que las personas mantengan o mejoren su flexibilidad y equilibrio a medida que envejecen. Esta investigación integral profundiza en las ventajas de los ejercicios de flexibilidad y equilibrio para personas mayores, los métodos prácticos para mejorar estos componentes del fitness y las consideraciones de seguridad y eficacia.

Descubriendo la adaptabilidad y el equilibrio

Flexibilidad alude a la capacidad de las articulaciones y los músculos para recorrer todo su rango de movimiento. Las personas mayores pueden doblarse, alcanzar y girar fácilmente durante sus actividades diarias si tienen buena flexibilidad. También previene la firmeza y reduce el riesgo de lesiones musculares externas.

Balance Incorpora la capacidad de mantenerse al día con armonía y confiabilidad mientras está fijo o en movimiento. Actividades como caminar, pararse y subir escaleras requieren un buen equilibrio. Previene caídas, que pueden tener graves consecuencias para los adultos más experimentados, incluidas grietas y pérdida de libertad.

1. *Beneficios*de ejercicios de equilibrio y flexibilidad para personas mayores Alcance de movimiento más desarrollado**: Las personas mayores pueden moverse con mayor facilidad y comodidad gracias a los ejercicios de flexibilidad, que les ayudan a mantener o mejorar la flexibilidad de sus articulaciones.

2. *Disminución del riesgo de lesiones*: Durante las actividades o el ejercicio diarios, los músculos y articulaciones flexibles tienen menos probabilidades de sufrir torceduras, esguinces y otras lesiones.

3.*Mejora de la estabilidad y el equilibrio*: Fortalecer los músculos involucrados en el mantenimiento de la postura y la estabilidad mediante ejercicios de equilibrio reduce la probabilidad de caídas y aumenta la confianza en el movimiento.

4.*Alineación de la Postura*: Una mejor postura es posible gracias a una mayor flexibilidad y equilibrio, lo que a su vez ayuda a aliviar la tensión de las articulaciones y la columna y mejora la salud general de la columna.

5. *Salud de las articulaciones*: Las prácticas de adaptabilidad aumentan la grasa de las articulaciones y disminuyen la firmeza, lo que puede aliviar los efectos secundarios del dolor articular y otras afecciones articulares.

Ejemplos de Ejercicios de flexibilidad para personas mayores**Estiramiento continuo:**

1.*Estiramientos estáticos*Implica mantener una posición durante 15 a 30 segundos mientras se alargan gradualmente los músculos hasta el punto de sentir una ligera molestia. Los estiramientos para la pantorrilla, el hombro y el tendón de la corva son sólo algunos ejemplos.

2. **Estiramiento flexible**:Las articulaciones se mueven en todo su rango de movimiento de manera controlada durante los estiramientos dinámicos. Los modelos incorporan círculos de brazos, movimientos de piernas y giros medios.

3. **Pilates y yoga**:El yoga y el pilates incorporan posturas y ejercicios que mejoran la fuerza central, el equilibrio y la flexibilidad. Además, estas prácticas ayudan a reducir el estrés y a relajarse.

4. *Tai Chi:*El Tai Chi es una forma suave de arte marcial que enfatiza los cambios de peso corporal y los movimientos lentos y fluidos. Promueve la relajación y la concentración mental al mismo tiempo que mejora el equilibrio, la coordinación y la flexibilidad.

Los siguientes son algunosejemplos de ejercicios de equilibrio para personas mayores:

1. **Actividades permanentes**: El equilibrio y la fuerza muscular de las piernas mejoran mediante elevaciones laterales de las piernas, parándose sobre

una pierna y caminando del talón a los pies (caminata en tándem).

2. ** *Entrenamientos en silla* **:La estabilidad y el apoyo se proporcionan mediante marchas sentadas, levantamientos de rodillas y golpecitos con los dedos de los pies para ayudar a las personas mayores a mejorar su equilibrio al sentarse.

3. ** *Ejercicios con tabla de equilibrio o pelota de estabilidad* **:El equilibrio y la estabilidad central se prueban cuando se utiliza una tabla de equilibrio o una pelota de estabilidad, lo que fomenta la activación y coordinación muscular.

4. **Entrenamiento funcional**: El equilibrio se puede mejorar en situaciones del mundo real incorporando el equilibrio en las actividades cotidianas, como ponerse de puntillas para alcanzar objetos o levantarse desde una posición sentada.

Planificación de un programa de ejercicios de adaptabilidad y equilibrio

1. ** Evaluación**:Evaluar la adaptabilidad actual y las capacidades de equilibrio para decidir áreas de concentración y evaluar el progreso a largo plazo.

2. ** Frecuencia**:Para mantener o mejorar el rango de movimiento, intente realizar ejercicios de flexibilidad al menos dos o tres veces por semana. Las actividades de equilibrio deben realizarse 2 o 3 días a la semana o más, dependiendo de las necesidades individuales.

3. ** Progresión**:Incrementar constantemente la dificultad o duración de las actividades para desafiar las capacidades de adaptabilidad y equilibrio. Utilice accesorios o hardware para mezclarlo y movimiento.

4.**Consideraciones de bienestar**:Durante los ejercicios de equilibrio, si es necesario, utilice una encimera o una silla como soporte estable. Si le preocupa la seguridad del ejercicio, debe consultar a un profesional de la salud y mantenerse alejado de ejercicios que le causen dolor o malestar.

5. ** Calentamiento y resistencia**: Comience siempre con un calentamiento ligero para aumentar el flujo sanguíneo a los músculos y articulaciones, y

termine con un enfriamiento para estirar los músculos y ayudarlo a relajarse.

Más allá de los beneficios para la salud física

1. *Felicidad en la mente**:*Los ejercicios de equilibrio y flexibilidad, especialmente aquellos que incorporan prácticas de atención plena como el yoga o el Tai Chi, ayudan a la claridad mental, la reducción del estrés y la relajación.

2. ***Ganó seguridad en sí mismo**:*Una mayor flexibilidad y equilibrio disminuyen el miedo a caerse y aumentan la confianza en uno mismo en las actividades diarias.

3. ***Participación Social**:*Los programas comunitarios o clases grupales que enfatizan la flexibilidad y el equilibrio brindan oportunidades para que las personas mayores interactúen socialmente y reciban apoyo.

Estudios de casos e historias de éxito Las personas mayores han adoptado ejercicios de flexibilidad y equilibrio para mantener la movilidad, prevenir caídas y mejorar el bienestar general en comunidades de todo el mundo. Estas historias de éxito muestran cómo incorporar entrenamiento de flexibilidad y equilibrio en una rutina de ejercicios regular puede tener un efecto transformador, que va desde una mejor postura y salud de las articulaciones hasta una mayor confianza e independencia.

Conclusión En conclusión, el fitness de las personas mayores depende en gran medida de la flexibilidad y el equilibrio para aumentar la movilidad, reducir el riesgo de caídas y mejorar la calidad de vida en general. Al consolidar actividades como extensión, yoga, judo y entrenamiento de equilibrio en una rutina de actividad estándar, las personas mayores pueden mantenerse al día o desarrollar aún más la adaptabilidad, la seguridad y la confianza en el desarrollo. Las ventajas incluyen salud mental, compromiso social, sentido de independencia y vitalidad, además de la salud física. Nos empoderamos a nosotros mismos y a los demás para envejecer de forma activa, elegante y resiliente dando prioridad a los ejercicios de flexibilidad y equilibrio en nuestra vida diaria. Cultivar un estilo de vida que promueva la salud y el bienestar por el resto de la vida es tan importante como mantenerse activo cuando se trata de adoptar estos aspectos esenciales del fitness para personas mayores.

Capítulo 6

Incorporar actividades de bajo impacto en su rutina

Personas de todas las edades y niveles de condición física pueden beneficiarse al incorporar actividades de bajo impacto en sus rutinas porque brindan un método suave pero efectivo para mantenerse activo, mantener la salud física y mejorar el bienestar general. Las actividades de bajo impacto son una forma versátil y duradera de ponerse en forma, ya sea que se esté recuperando de una lesión, controlando afecciones de las articulaciones o simplemente buscando una manera de hacer ejercicio sin ejercer demasiada presión sobre su cuerpo. Esta investigación en profundidad profundiza en las ventajas de las actividades de bajo impacto, ejemplos prácticos de ejercicios que puedes incorporar a tu rutina y métodos para maximizar su eficacia minimizando la probabilidad de lesiones.

Comprensión de las actividades de bajo impacto Los ejercicios que aún brindan beneficios cardiovasculares, musculares y para la salud en general, al mismo tiempo que ejercen la menor cantidad de estrés sobre los huesos y las articulaciones, se conocen como actividades de bajo impacto. Por otro lado, es menos probable que los ejercicios de bajo impacto causen tensión o lesiones que los de alto impacto, como correr o saltar, que requieren mucha fuerza e impacto en el cuerpo. Las personas que tienen dolor en las articulaciones, artritis, osteoporosis o se están recuperando de una cirugía disfrutarán especialmente de estas actividades.

Beneficios para la salud conjunta de las actividades de bajo impacto:

Las actividades de bajo impacto reducen el estrés en las articulaciones, lo que las hace ideales para personas con artritis o afecciones articulares. Ayudan a reducir la rigidez y mejorar la movilidad de las articulaciones.

*Fitness en el corazón:*Algunos ejercicios de baja influencia, como caminar, nadar y andar en bicicleta, brindan beneficios cardiovasculares sin poner peso innecesario en el corazón o las articulaciones. Mejoran la resistencia y la salud del corazón.

Tono y fuerza muscular:El uso de bandas de resistencia o pesas livianas, por ejemplo, puede ayudar a desarrollar fuerza y tono muscular sin ejercer demasiada presión sobre las articulaciones.

Coordinación y equilibrio:El equilibrio, la coordinación y la flexibilidad mejoran mediante el yoga y el Tai Chi, los cuales reducen la probabilidad de caídas.

Controlando tu peso:Los ejercicios de bajo impacto ayudan a quemar calorías y controlar el peso, mejorando la salud general y reduciendo el riesgo de enfermedades relacionadas con la obesidad.

Caminar es un tipo de actividad de bajo impacto.:Caminar es una actividad de bajo impacto, fácil de realizar y accesible casi en cualquier lugar.

Refuerza las piernas, trabaja el bienestar cardiovascular y levanta el ánimo.

Ejercicio acuático y natación.:La natación y el ejercicio acuático de alto impacto son excelentes prácticas de baja influencia que brindan un ejercicio de todo el cuerpo y al mismo tiempo reducen el peso en las articulaciones. El cuerpo se sostiene y la resistencia natural la proporciona el agua.

*Ciclismo:*El ciclismo es una actividad de bajo impacto que mejora la condición cardiovascular, la fuerza de las piernas y la resistencia, ya sea que se realice al aire libre o en una bicicleta estática.

Entrenamiento en una elíptica:El uso de una máquina circular proporciona un ejercicio cardiovascular de bajo impacto que emula el movimiento de caminar o correr sin afectar las articulaciones.

*Yoga:*El yoga combina estiramientos suaves, posturas y ejercicios de respiración con técnicas de relajación para aumentar la flexibilidad, el equilibrio y el bienestar. Se puede modificar para adaptarse a diversas preferencias y niveles de condición física.

*Chikung:*El suave arte marcial del Tai Chi implica cambios de peso corporal y movimientos lentos y fluidos. Promueve la relajación y mejora el equilibrio y la coordinación.

*Pilates:*Pilates se centra en la fuerza central, la adaptabilidad y la atención corporal a través de movimientos controlados y ejemplos de respiración. Es muy posible realizarlo sobre una colchoneta o utilizando hardware específico.

Estrategias para incluir actividades de bajo impacto en su agenda Establezca objetivos alcanzables: identifique sus objetivos de acondicionamiento físico, incluido el control de peso, una mayor flexibilidad o una mejor salud cardiovascular. Establecer logros alcanzables para seguir el progreso.

*Comience lentamente:*Comience con sesiones más limitadas de ejercicios de baja influencia y aumente lentamente la duración y la fuerza a medida que avanzan los niveles de bienestar. Esto reduce el esfuerzo excesivo y el riesgo de lesiones.

*Métodos alternativos:*Para mantener sus entrenamientos interesantes y apuntar a varios grupos de músculos, incluya una variedad de actividades de bajo impacto en su rutina. Para evitar el estancamiento y el aburrimiento, cambie las cosas.

*Planificar reuniones periódicas:*Trate de participar en ejercicios aeróbicos de intensidad moderada durante al menos 150 minutos cada semana, repartidos a lo largo de la semana. La mayoría de los días, esto podría significar hacer 30 minutos de ejercicio.

*Incorporar entrenamiento de fuerza:*Para aumentar la fuerza muscular y el estado físico general, realice ejercicios de resistencia junto con actividades de bajo impacto. Céntrese en prácticas que se dirijan a concentraciones musculares significativas.

*Toma nota de tu cuerpo:*Toma nota de cómo se siente tu cuerpo antes y después del ejercicio. Si experimenta dolor o angustia, cambie de práctica o hable con un profesional de atención médica.

*Forma apropiada:*Consideraciones para la seguridad y la eficiencia Utilice el método y la estructura correctos durante las actividades para amplificar la viabilidad y limitar el riesgo de lesiones. Si desea aprender las técnicas adecuadas, piense en trabajar con un instructor o entrenador certificado.

*Atuendo y equipo:*Use calzado y ropa adecuados para ejercicios explícitos. Utilice zapatos estables para caminar o ejercicios de alto impacto y considere usar colchonetas o colchonetas para yoga o pilates.

*Hidratación:*Manténgase hidratado tanto antes como después de hacer ejercicio. Consuma una dieta bien equilibrada para ayudar en la recuperación muscular y los niveles de energía.

*Recuperación y Descanso:*Para evitar el sobreentrenamiento y ayudar en la recuperación muscular, las sesiones de ejercicio deben estar separadas por un descanso suficiente. Incluye días de descanso en tu agenda semanal.

Beneficios para la salud mental así como para la salud física: Los ejercicios de baja influencia disminuyen la presión, desarrollan aún más el temperamento y favorecen la relajación mediante la llegada de endorfinas. Proporcionan oportunidades para la claridad mental y la atención plena.

*Conexión social:*La interacción social y el sentido de comunidad se cultivan mediante la participación en clases grupales o actividades comunitarias, las cuales contribuyen al bienestar general.

*Esperanza de vida y satisfacción personal.:*Participar regularmente en actividades de bajo impacto mejora la calidad de vida general, la independencia y el envejecimiento saludable.

Estudios de casos e historias de éxito Personas de todas las edades y procedencias han adoptado actividades de bajo impacto como una forma divertida y a largo plazo de mantenerse en forma y saludable. Estas actividades, como grupos de caminatas y clases de aeróbic acuático, han brindado a las personas el poder de lograr sus objetivos de acondicionamiento físico y al mismo tiempo priorizar la salud y el bienestar de las articulaciones.

conclusión

Incorporar actividades de bajo impacto a tu rutina es una buena forma de mantener tu salud física, mejorar tu movilidad y sentirte mejor en general. Ya sea que se esté recuperando de un problema físico, supervisando circunstancias conjuntas o simplemente prefiriendo tipos de actividad más suaves, los ejercicios de baja influencia ofrecen varias ventajas sin comprometer la viabilidad. Las personas pueden obtener los beneficios sociales, mentales y físicos de mantenerse activos eligiendo actividades como andar en bicicleta, nadar, hacer yoga o caminar. Nos empoderamos para envejecer activamente, mantener la independencia y disfrutar de una mayor calidad de vida al dar prioridad a las actividades diarias de bajo impacto. Participar en estas actividades no se trata sólo de hacer ejercicio; también se trata de cuidar nuestro cuerpo, mejorar nuestra salud y hacernos sentir con más energía durante muchos años.

Capítulo 7

El papel de la nutrición en el envejecimiento saludable

La alimentación juega un papel crucial en la maduración saludable, lo que afecta el bienestar real, la capacidad mental y, en general, la satisfacción personal a medida que las personas avanzan en las distintas fases de la vida. Los requisitos nutricionales cambian a medida que envejecemos, lo que requiere cambios en nuestras rutinas alimentarias para respaldar una salud y un bienestar óptimos. Esta investigación en profundidad profundiza en el papel que desempeña la nutrición en el envejecimiento saludable, los nutrientes y las consideraciones dietéticas más importantes para las personas mayores, los métodos para garantizar que una dieta esté bien equilibrada y el efecto que la nutrición desempeña en la longevidad y la vitalidad.

Comprender la nutrición para un envejecimiento saludable La nutrición es el consumo de alimentos y nutrientes a lo largo de la vida que son necesarios para el crecimiento, el desarrollo y el mantenimiento de la salud. Los cambios en el metabolismo, la disminución del gasto energético, los cambios en el apetito y un mayor riesgo de enfermedades crónicas pueden alterar las necesidades nutricionales de una persona a medida que envejece. Para que los adultos mayores respalden su salud física, la salud de su sistema inmunológico, su función cognitiva y su bienestar general, es esencial una dieta rica en una variedad de nutrientes.

Suplementos clave para la maduración de sólidos

Proteína: Mantener la masa, la fuerza y la función muscular en los adultos mayores requiere una ingesta suficiente de proteínas. La proteína es abundante en nueces, productos lácteos, carnes magras, aves, pescado, frijoles, legumbres y productos lácteos.

Vitamina D y calcio.: La vitamina D y el calcio son esenciales para la salud ósea y para reducir el riesgo de fracturas y osteoporosis. Estos nutrientes se pueden encontrar en los productos lácteos, los cereales fortificados, las verduras de hojas verdes y la luz solar.

Ácidos grasos omega-3: Los ácidos grasos omega-3, que se encuentran en las semillas de lino, las semillas de chía, las nueces, los pescados grasos como el salmón y la caballa, favorecen la salud del corazón, mejoran la función cognitiva y reducen la inflamación.

Fibra: La fibra ayuda a prevenir el estreñimiento, mejora la salud intestinal y ayuda en la digestión. Los alimentos ricos en fibra incluyen frutas, verduras, nueces, semillas y cereales integrales.

Antioxidantes: Las vitaminas C y E, el betacaroteno, el selenio y otros antioxidantes ayudan a proteger las células del estrés oxidativo y el daño de los radicales libres. Se pueden encontrar en nueces, semillas, frutas y verduras.

Vitamina B12: La producción de glóbulos rojos, la función del sistema nervioso y el metabolismo energético están influenciados por las vitaminas B6,

B12 y el folato (B9). Las verduras de hojas verdes, los cereales fortificados, la carne, el pescado y los productos lácteos los contienen.

Opciones dietéticas de hidratación para personas mayores:La deshidratación es más probable en las personas mayores porque es posible que no sientan tanta sed como los más jóvenes. Es fundamental beber suficientes líquidos, como infusiones y agua, para mantenerse hidratado.

*Necesidades energéticas:*Los cambios relacionados con la edad en los niveles hormonales y la pérdida de masa muscular suelen provocar una disminución de la tasa metabólica. Las personas mayores pueden necesitar menos calorías, pero deben elegir alimentos ricos en nutrientes para satisfacer sus necesidades nutricionales.

Tamaños de porciones:Para evitar comer en exceso y mantener un peso saludable, los adultos mayores deben prestar atención al tamaño de las porciones. La gestión del tamaño de las porciones se puede facilitar utilizando platos y tazones más pequeños.

Densidad de nutrientes:Elija alimentos ricos en nutrientes y que proporcionen vitaminas, minerales y otros nutrientes beneficiosos esenciales sin muchas calorías ni grasas, azúcares o sodio no saludables.

Organización de la cena:Es más fácil incorporar una variedad de alimentos de varios grupos de alimentos y garantiza una dieta saludable planificando las comidas y meriendas con anticipación.

Métodos para mantener una dieta diversa y equilibrada:Para garantizar una amplia gama de nutrientes, incluya frutas, verduras, cereales integrales, proteínas magras y grasas saludables de todos los grupos de alimentos.

Platos de color:Propóngase comer comidas coloridas que incluyan una amplia variedad de frutas y verduras, todas las cuales contengan una variedad de vitaminas, minerales y antioxidantes.

Moderación:Evite los alimentos ricos en calorías, azúcar y sodio con moderación. En lugar de freír, elija métodos de cocción más saludables como hornear, asar, cocinar al vapor o saltear.

Meriendas y comidas del día:Para mantener los niveles de energía y evitar comer en exceso en las comidas principales, ingiera comidas y refrigerios con regularidad a lo largo del día.

*Lea la etiqueta:*Para tomar decisiones bien informadas sobre el tamaño de las porciones, los ingredientes y el contenido de nutrientes, preste atención a las etiquetas de los alimentos.

Efecto de la nutrición sobre la longevidad, la vitalidad y la función cognitiva: una nutrición equilibrada mejora la función cognitiva y reduce el riesgo de enfermedades neurodegenerativas como el Alzheimer y el deterioro cognitivo.

*Bienestar del corazón:*Una dieta rica en frutas, verduras, cereales integrales, proteínas magras y baja en colesterol, grasas saturadas y grasas trans favorece la salud cardiovascular y reduce el riesgo de enfermedades cardíacas.

*Sistema inmunitario:*El zinc, el selenio, las vitaminas A, C y E, así como otros nutrientes como el selenio y las vitaminas A y C, ayudan a las personas mayores a resistir enfermedades e infecciones.

*Bienestar óseo:*Obtener suficiente calcio, vitamina D, magnesio y fósforo ayuda a mantener huesos sanos y reduce el riesgo de fracturas y osteoporosis.

*Salud de la mente:*En las personas mayores, comer bien mejora la salud mental, la estabilidad del estado de ánimo y la calidad de vida en general.

*Estudios de casos e historias de éxito:*Las personas cuyas dietas diarias dan prioridad a la nutrición tienen mejores resultados de salud, más energía y una mejor calidad de vida a medida que envejecen. Estas historias de éxito destacan el impacto transformador de la nutrición en el bienestar general, desde el manejo de enfermedades crónicas hasta el mantenimiento de la independencia y la vitalidad.

En definitiva, la alimentación desempeña un papel vital en el sano crecimiento al favorecer el bienestar real, la capacidad mental y, en general, la satisfacción personal. Los adultos mayores pueden reducir su riesgo de enfermedades crónicas, mantener su independencia y conservar la masa muscular, la densidad ósea, la salud cardíaca y la función cognitiva al llevar una dieta bien balanceada y rica en nutrientes esenciales. Nos damos la capacidad de envejecer de forma activa, elegante y resiliente al hacer de la nutrición una prioridad en nuestra vida diaria. No se trata sólo de comer para seguir una dieta rica en nutrientes; también se trata de nutrir nuestro cuerpo, apoyar nuestra salud y aumentar nuestra vitalidad durante muchos años.

nuestra vida diaria. No se trata sólo de comer para seguir una dieta rica en nutrientes; también se trata de nutrir nuestro cuerpo, apoyar nuestra salud y aumentar nuestra vitalidad durante muchos años.

Capítulo 8

Bienestar mental

Ejercicio para la salud cognitiva

Salud mental: ejercicio para el bienestar mental y la salud cognitiva El ejercicio no solo es bueno para tu cuerpo, sino que también te ayuda a mantenerte sano mental y físicamente a cualquier edad. La actividad física regular tiene muchos beneficios para el cerebro, incluida la mejora del estado de ánimo, la memoria y la concentración, la reducción del riesgo de deterioro cognitivo y la mejora del estado de ánimo. Esta completa investigación profundiza en la asociación entre la práctica y el bienestar mental, los instrumentos detrás de estos beneficios, los tipos de actividades que ayudan a la capacidad mental y técnicas útiles para incorporar el ejercicio en los horarios del día a día para mejorar la prosperidad mental.

Actividad de agarre y bienestar mental

El bienestar mental alude a la capacidad de pensar, aprender, recordar y decidir. Incluye una variedad de procesos mentales que ayudan al cerebro a funcionar y a sentirse bien en general. Se ha demostrado que el ejercicio es beneficioso al apoyar el crecimiento y la supervivencia de las células cerebrales (neuronas) y las conexiones (sinapsis), promover la neuroplasticidad, reducir la inflamación, mejorar la circulación y promover la salud cognitiva.

Ventajas de la actividad para el bienestar mental

1. ** *Memoria y aprendizaje más desarrollados* **:La capacidad del cerebro para aprender y retener información mejora con el ejercicio regular, particularmente el ejercicio aeróbico. Estimula el hipocampo, una región del cerebro necesaria para la formación de la memoria.

2. **Aumento de la capacidad cognitiva**:La práctica defiende las capacidades mentales, por ejemplo, la consideración, el pensamiento, el pensamiento crítico y la navegación. Aumenta la flexibilidad cognitiva, lo que permite a las personas responder mejor a circunstancias cambiantes.

3. **Menor probabilidad de deterioro cognitivo**:La actividad física reduce el riesgo de enfermedades neurodegenerativas como el Alzheimer y la demencia, así como el deterioro cognitivo relacionado con la edad. A medida que las personas envejecen, ayuda a mantener intactas la estructura y el funcionamiento del cerebro.

4.**Control del estado de ánimo**:Durante el ejercicio se liberan endorfinas y otros neurotransmisores, lo que reduce los síntomas de ansiedad, depresión y estrés al promover sentimientos de felicidad y relajación.

5. ***Mejora de la neuroplasticidad**:* La capacidad del cerebro para reorganizar y crear nuevas conexiones neuronales en respuesta al aprendizaje, la experiencia y las lesiones, conocida como neuroplasticidad, mejora con el ejercicio. Esto refuerza la adaptabilidad cognitiva y la resiliencia.

Ejercicios para la salud cognitiva

*1.Tipos de actividad aeróbica***: Caminar, trotar, andar en bicicleta, nadar, bailar y otras actividades aeróbicas aumentan el flujo de oxígeno al cerebro y la frecuencia cardíaca, mejorando así la salud del cerebro y la función cognitiva.

*2. **Entrenamiento de fuerza***: Los ejercicios de oposición, incluido el levantamiento de pesas, los ejercicios con bandas de obstrucción y los ejercicios con peso corporal, desarrollan aún más la fuerza muscular y respaldan en general el bienestar real, lo que, por implicación, beneficia la capacidad mental.

*3.**Ejercicios de Equilibrio y Coordinación***: El equilibrio, la coordinación y la propiocepción (conciencia del cuerpo) mejoran gracias al yoga, el Tai Chi y el Pilates, que también reducen el riesgo de caídas.

*4. **Ejercicios mente-cuerpo***:El apoyo a la salud cognitiva, las prácticas de atención plena, la meditación y las técnicas de relajación reducen el estrés, mejoran la concentración y mejoran la regulación emocional.

Los mecanismos que subyacen a los beneficios cognitivos de la neurogénesis del ejercicio**: el ejercicio ayuda al proceso de creación de nuevas neuronas (neurogénesis) en el hipocampo y otras áreas del cerebro involucradas en el aprendizaje y la memoria.

*Factores neurotróficos:*La producción de factores neurotróficos, como el factor neurotrófico derivado del cerebro (BDNF), que ayuda a la supervivencia, el crecimiento y la conectividad de las neuronas, se ve impulsada por la actividad física.

*Niveles más bajos de inflamación**:*Incluyendo el cerebro, el ejercicio reduce la inflamación en todo el cuerpo, lo que puede ser un factor en el deterioro cognitivo y las enfermedades neurodegenerativas.

*Aumento del flujo de sangre**:*Al llevar oxígeno y nutrientes al cerebro y apoyar la función cerebral general, la actividad física mejora la circulación sanguínea y la salud vascular.

*Mejor estado de ánimo y reducción del estrés**:*Cuando las personas hacen ejercicio, se liberan endorfinas, serotonina y dopamina (neurotransmisores que mejoran el estado de ánimo y alivian el estrés y la ansiedad).

*1. Métodos prácticos para incluir ejercicio*en tu vida diaria Establece objetivos alcanzables**: según tus preferencias, salud y nivel de condición física actual, establece objetivos de ejercicio que sean factibles. Comience con pequeños avances e incremente poco a poco la duración y la potencia.

*2.**Encuentra actividades que disfrutes*: Para convertir la actividad física regular en un hábito, elija actividades y ejercicios que disfrute. Combine y combine varios tipos de actividades para mantener los ejercicios fascinantes.

3.   **Planificar   Sesiones   de   Actividad Ordinaria**:Dedique tiempo a la práctica la mayoría de los días de la semana. La clave para aprovechar los beneficios cognitivos y para la salud de la actividad física es la constancia.

4.   **Únase   al   ejercicio   con   las   rutinas cotidianas**:Utilice las escaleras en lugar del ascensor, camine o vaya en bicicleta al trabajo, o realice tareas de la casa que requieran movimiento para incorporar la actividad física a su rutina diaria.

5.   **El   ejercicio   como   medio   de socialización**:Participe   en   equipos   deportivos, grupos de caminata o clases grupales de fitness para combinar la actividad física con la interacción social, lo que aumenta la motivación y el disfrute.

6. **Observar el progreso**:Para seguir siendo responsable y motivado, realice un seguimiento de sus actividades, progreso y logros de ejercicio. Registre sus entrenamientos y establezca nuevos objetivos con la ayuda de aplicaciones o diarios de fitness.

Consideraciones de seguridad y eficiencia

1. **Consulta a un profesional médico**:Antes de comenzar otro programa de actividades, especialmente si tiene problemas o inquietudes médicas ocultas, hable con un proveedor de servicios médicos o un experto en salud.

2.**Calentamiento y resistencia**: Utilice siempre movimientos suaves para calentar los músculos y las articulaciones   antes   de   hacer   ejercicio.   Estirarse después ayudará a aumentar la flexibilidad y disminuir el dolor muscular.

3.**Manténgase hidratado y nutrido**:Manténgase hidratado bebiendo agua antes, durante y después del ejercicio. Consuma una dieta bien equilibrada con carbohidratos, proteínas y grasas saludables para sentirse con más energía y ayudar a que sus músculos se recuperen.

4.**Presta atención a tu cuerpo**:Toma nota de cómo se siente tu cuerpo antes y después del ejercicio. Cambia o suspende la actividad si sientes dolor, mareos o malestar, y si necesitas ayuda habla con un profesional.

Estudios de casos e historias de éxito El ejercicio regular ha mejorado la función cognitiva, el estado de ánimo y el bienestar general de quienes lo incorporan a sus rutinas. Estas historias de éxito destacan los efectos transformadores del ejercicio en la salud cognitiva y la calidad de vida, desde mantener la agudeza mental hasta reducir el estrés y aumentar la confianza.

El ejercicio es una herramienta potente para mejorar el estado de ánimo, apoyar el bienestar general y promover la salud cognitiva a lo largo de la vida. Las personas pueden reducir el riesgo de deterioro cognitivo y enfermedades neurodegenerativas y, al mismo tiempo, mejorar la memoria, la concentración y la función cognitiva mediante la actividad física regular. Nos damos la capacidad de envejecer activamente, mantener nuestra mente alerta y tener una mejor calidad de vida al darle al ejercicio una mayor prioridad en nuestra vida diaria. Estar activo no se trata sólo de mantenerse en forma; también nos ayuda a hacer crecer nuestro cerebro, mejorar nuestras capacidades cognitivas y hacernos sentir mejor ahora y en el futuro.

Capítulo 9

Superar las barreras comunes al ejercicio en adultos mayores

Superar los límites normales de la práctica en adultos más establecidos La práctica es fundamental para mantenerse al día con el bienestar real, la capacidad mental y, en general, la prosperidad a medida que las personas envejecen. Sin embargo, las personas mayores con frecuencia enfrentan obstáculos y desafíos únicos que pueden impedirles realizar actividad física con regularidad. Para fomentar un estilo de vida más activo y saludable en los años posteriores, es esencial abordar estos obstáculos, incluidas las preocupaciones sobre la seguridad y la incomodidad, la falta de motivación y las limitaciones percibidas. Esta investigación en profundidad profundiza en los impedimentos más comunes para hacer ejercicio que enfrentan los adultos mayores, los métodos prácticos para superar estos impedimentos y la importancia de las estrategias individualizadas para promover la actividad física regular.

Comprender los obstáculos al ejercicio regular para los adultos mayores Los adultos mayores pueden enfrentar una variedad de obstáculos que limitan su voluntad o capacidad para hacer ejercicio regularmente:

1.**Limitaciones en el cuerpo**:El ejercicio puede resultar difícil o incómodo para las personas con enfermedades crónicas como artritis, osteoporosis, enfermedades cardiovasculares o problemas de movilidad.

2.**Aversión a las lesiones**:A los adultos mayores se les puede disuadir de participar en actividades físicas debido a preocupaciones sobre caídas, lesiones en las articulaciones o condiciones de salud agravadas.

3.**Falta de comprensión**:La comprensión limitada de las prácticas de actividades seguras, las estrategias adecuadas o los recursos disponibles puede impedir que los adultos más establecidos comiencen o mantengan una rutina de actividades.

4.** Aislamiento de los demás**: Una persona puede estar menos motivada para participar en clases de ejercicio grupales o realizar actividades físicas si experimenta sentimientos de soledad o falta de apoyo social.

5. ** Factores externos:Las oportunidades para realizar actividad física pueden verse limitadas por problemas de accesibilidad, como la falta de transporte, la falta de instalaciones para hacer ejercicio o las condiciones inseguras del vecindario.

6.**Obstáculos psicológicos:La motivación y la voluntad de hacer ejercicio pueden verse afectadas por problemas de salud mental como depresión, ansiedad o baja autoestima.

Formas de sortear los obstáculos para hacer ejercicio

1** *Consultar a un profesional médico**:Consulte a un profesional de la salud para evaluar su salud física, analizar cualquier limitación o inquietud y obtener asesoramiento personalizado antes de comenzar un programa de ejercicios.

2. ** *Comience lentamente y avance lentamente**:Comience con ejercicios de baja intensidad y aumente gradualmente su duración, frecuencia e intensidad a medida que aumente su nivel de condición física. Esta estrategia aumenta la confianza y reduce el riesgo de lesiones.

3. ** *Elige actividades que disfrutes:*Para que la actividad física sea más placentera y duradera, elija ejercicios que sean compatibles con sus intereses y preferencias. Algunas opciones son caminar, nadar, bailar, hacer jardinería y clases grupales de ejercicios.

4. **Cambia los ejercicios**:Realice ejercicios de una manera que tenga en cuenta cualquier problema de salud o limitación que pueda tener. Por ejemplo, utilice asientos como ayuda durante el entrenamiento de fuerza o elija ejercicios de baja influencia para reducir la presión en las articulaciones.

5. **Establecer objetivos alcanzables**:Según sus propias habilidades y objetivos, establezca objetivos de acondicionamiento físico que sean factibles. Para mantenerse motivado y mantener el impulso, celebre los logros y los hitos.

6. **Utilice la socialización**:Para conexiones sociales, motivación y responsabilidad, únase a grupos de fitness, clubes de caminata o clases de ejercicio en

grupo. La interacción social aumenta el disfrute y la adherencia al ejercicio.

7. **Haz uso de la tecnología**:Aproveche las clases de ejercicios virtuales, las aplicaciones de ejercicios y los videos de ejercicios disponibles en línea para adultos mayores. Estos activos ofrecen adaptabilidad, alojamiento y dirección para practicar en casa o en entornos locales.

7. **Haz uso de la tecnología**:

Abordar las preocupaciones sobre la seguridad

1. **Calentamiento y Resistencia**:Para preparar sus músculos y articulaciones para la actividad, comience cada sesión de ejercicio con un calentamiento suave. Estirarse después ayudará a aumentar la flexibilidad y disminuir el dolor muscular.

2. **Haga uso de las herramientas adecuadas**:Vístase cómodamente y con calzado adecuado para la actividad física. Para aumentar la seguridad y la eficiencia, utilice equipos de apoyo como bastones para caminar o bandas de resistencia.

3. **Hidrátate regularmente**:Manténgase hidratado bebiendo agua antes, durante y después del ejercicio. Es importante controlar la cantidad de líquido que bebe porque las personas mayores pueden sentir menos sed.

4. ** Intensidad de la pantalla **:Concéntrese en los niveles de esfuerzo y cambie el poder de la práctica caso por caso. Utilice la "prueba del habla" para comprobar la fuerza: estar listo para hablar serenamente durante la acción muestra un poder moderado.

5. **Considere la estabilidad y el equilibrio**:Si desea reducir el riesgo de caídas, elija ejercicios que mejoren su equilibrio y coordinación. Incluye entrenamiento de equilibrio en tu rutina semanal, como yoga o Tai Chi.

1. Superar obstáculos psicológicos reduce el estrés:Durante el ejercicio se liberan endorfinas y se fomenta la relajación, lo que reduce el estrés y la ansiedad. Para mejorar la salud mental, incorpora prácticas de mindfulness o meditación antes o después de la actividad física.

*2. Ayuda a la confianza***:Céntrese en los logros y el progreso privados para generar valentía. Apoye el diálogo interno positivo y reconozca las ventajas de la actividad habitual para el bienestar físico y psicológico.

*3. Busque apoyo social***:Se puede crear aliento, motivación y camaradería participando en rutinas de ejercicio con amigos, familiares o grupos de apoyo. Celebre los éxitos y comparta experiencias.

*4. **Cuida tu salud mental:*Si problemas de salud mental como la depresión o la ansiedad dificultan la motivación para hacer ejercicio o hacerlo, debe buscar ayuda de un consejero o grupo de apoyo.

Estableciendo un clima abierto

*1. **Investigue los recursos de la comunidad***:Busque instalaciones recreativas, centros para personas mayores o centros comunitarios en su área que ofrezcan programas para personas mayores. En muchas comunidades se encuentran disponibles senderos para caminar, equipos de ejercicios y clases de ejercicio específicas para personas mayores.

2.** *Adapta tu espacio vital***:Cree un área dedicada al ejercicio con obstáculos mínimos, iluminación adecuada y una temperatura cómoda para fomentar la actividad física en su hogar.

3.** *Utilizar servicios de transporte***:Acceda a administraciones de transporte o proyectos de transporte para personas mayores para conquistar los límites relacionados con la portabilidad o el transporte a las oficinas de práctica.

Celebrando historias de éxito y brindando inspiración

1. *Destacar logros individuales***:Para inspirar a otros y demostrar los beneficios de la actividad física, comparta historias de éxito de adultos mayores que superaron obstáculos y adoptaron el ejercicio regular.

2. ** *Monitorear el progreso ***:Para realizar un seguimiento de sus rutinas de ejercicios, su progreso y sus logros, utilice aplicaciones de acondicionamiento físico o lleve un diario de acondicionamiento físico. Piense en cómo han mejorado su fuerza, flexibilidad, estado de ánimo y bienestar general.

3. **Observar los hitos**:Se deben celebrar los hitos, como completar un desafío de acondicionamiento físico, lograr un objetivo de acondicionamiento físico o seguir constantemente una rutina de ejercicios. Elogie los logros para permanecer persuadido y comprometido.

Promover la actividad física y mejorar la salud y el bienestar general de los adultos mayores requiere superar obstáculos comunes al ejercicio. Las personas pueden desarrollar estrategias individuales para incorporar el ejercicio regular en las rutinas diarias abordando las limitaciones físicas, las preocupaciones de seguridad, la falta de motivación y los factores ambientales. Un programa de ejercicio exitoso y duradero es posible realizando actividades que sean agradables, estableciendo objetivos que sean alcanzables, buscando apoyo social y haciendo uso de los recursos disponibles. La actividad física es importante para las personas mayores porque les ayuda a mantener su independencia, mejorar su calidad de vida y aprovechar los numerosos beneficios de mantenerse activos durante toda su vida. El objetivo de adoptar un enfoque proactivo para superar los obstáculos al ejercicio no es solo mejorar la condición física, sino también la salud mental, las conexiones sociales y la vitalidad para mantener la salud y la felicidad.

Capítulo 10

Encontrar el programa de acondicionamiento físico adecuado para sus necesidades

Elegir el régimen de ejercicio adecuado es fundamental para lograr los objetivos de bienestar individual, mantenerse al día con la inspiración y garantizar la adherencia a largo plazo al trabajo activo. Encontrar un programa que se adapte a sus necesidades y preferencias es esencial, ya sea que sea un principiante que busca comenzar una rutina de ejercicios, una persona que se recupera de una lesión o una persona mayor que busca mejorar su fuerza y movilidad. Esta guía completa analiza los diversos aspectos a tener en cuenta al seleccionar un programa de acondicionamiento físico, los distintos tipos de programas disponibles, cómo determinar si un programa es adecuado para usted y sugerencias prácticas para comenzar y mantenerse comprometido.

Reconocer sus objetivos y necesidades de acondicionamiento físico Antes de comenzar un programa de acondicionamiento físico, es esencial definir sus objetivos y evaluar su nivel de acondicionamiento físico actual:

1. **Objetivos de Salud:**Determine sus objetivos de ejercicio, incluida la pérdida de peso, el aumento de masa muscular, la mejora de la salud cardiovascular, el aumento de la flexibilidad, la reducción del estrés o el bienestar general.

2. **Nivel de condición física**:Tenga en cuenta la resistencia, la fuerza, la flexibilidad y el equilibrio en su evaluación de su estado físico. Esta evaluación ayuda en el desarrollo de un programa que lo desafíe adecuadamente sin causarle daño o desánimo.

3.**Consideraciones en Medicina**:Tenga en cuenta cualquier lesión, limitación física o condición de salud existente. Si quieres asegurarte de que los ejercicios que elijas sean seguros y adecuados, debes hablar con un médico o un profesional del fitness.

1. **Tipos de programas de ejercicio para Ejercicio Cardiovascular**:

- **Programas para caminar/correr**: Dirigidos a principiantes que alcancen niveles de bienestar avanzados y se centren en trabajar la resistencia cardiovascular.
- **Programas de ciclismo**: el ciclismo, ya sea en interiores o al aire libre, puede ayudar a desarrollar fuerza en la parte inferior del cuerpo y mejorar la condición cardiovascular.
- Clases de aeróbic: aeróbicos de baile, zumba o step aeróbicos, que combinan diversión, música y cardio en gimnasios o centros comunitarios, son ejemplos.

2. **Programas de Entrenamiento de Fuerza**:

- Levantamiento de pesas: utiliza pesas libres o máquinas para el entrenamiento de resistencia para desarrollar fuerza y tono muscular.
- Entrenamientos de peso corporal: integra prácticas como sentadillas, empujes, flexiones y tablas, que

requieren un hardware insignificante y razonables para todos los niveles de bienestar.
- Bandas de Resistencia: utiliza bandas de diferente resistencia para el entrenamiento de resistencia, lo que lo hace ideal para entrenamientos en casa y mejorar el tono muscular.

3. **Programas de Equilibrio y Flexibilidad**:

- **Yoga**: a través de posturas y respiración controlada se mejora la flexibilidad, el equilibrio y la relajación.
-- Pilates: utiliza reformers o colchonetas y movimientos precisos para mejorar la postura, la flexibilidad y la fuerza central.
- **Tai Chi**: promueve el equilibrio, la coordinación y la reducción del estrés combinando movimientos suaves con respiración profunda.

4. **Programas con Especialización**:

- **Programas para Senior Fitness**: Personalizados para adultos más consolidados para desarrollar aún más la versatilidad, la fuerza y el equilibrio pensando en el bienestar y la seguridad de las articulaciones.
- **Programas de Recuperación**: dirigidos a personas que se recuperan de cirugía o lesiones, con énfasis en la rehabilitación gradual y el movimiento funcional.

Evaluación de la razonabilidad del sistema

1. **Preferencias individualmente**: Elija actividades que le gusten hacer y que desee realizar con frecuencia. El disfrute aumenta la motivación y la probabilidad de adherencia.

2. **Nivel de condición física**:Elija un programa que lo desafíe adecuadamente mientras mantiene su nivel de condición física actual. Los programas deben ser escalables para adaptarse al avance del fitness.

3. **Dedicación de tiempo**:Piensa en cuánto tiempo dura cada entrenamiento y con qué frecuencia lo haces. Elija un programa que se ajuste a su horario y estilo de vida para garantizar la coherencia.

4. ** Accesibilidad **:Evaluar la facilidad de acceso a la instrucción, equipos e instalaciones. Para una participación a largo plazo, elija programas que sean convenientes y de fácil acceso.

5. **Comodidad y Seguridad**:Considere cualquier limitación física o problema de salud para garantizar que los ejercicios y actividades sean seguros y cómodos. Modifique los ejercicios según sea necesario para evitar lesiones.

Consejos esenciales para empezar Obtenga asesoramiento de un profesional

1.Obtener orientaciónde un preparador físico, fisioterapeuta u otro profesional de la salud para desarrollar un plan de ejercicio personalizado que se adapte a sus objetivos y su salud actual.

2. **Empiece lentamente**:Comience con ejercicios de baja fuerza y aumente progresivamente la duración, la potencia y la complejidad a medida que avanza el bienestar. Este método aumenta la resistencia y reduce el riesgo de lesiones.

*3. ** Calentamiento y Resistencia **:*Calienta siempre con movimientos dinámicos antes del ejercicio para preparar los músculos y las articulaciones. El estiramiento estático es una buena forma de enfriarse después de un entrenamiento para aumentar la flexibilidad y aliviar el dolor muscular.

*4. ** Permanezca hidratado y nutrido**:*Manténgase hidratado bebiendo agua antes, durante y después del ejercicio. Consuma una dieta nutritiva y bien equilibrada para ayudar en la recuperación muscular, la salud general y los niveles de energía.

*5. ** Monitorear el progreso **:*Utilice aplicaciones o un diario de actividad física para realizar un seguimiento de sus entrenamientos, progreso y logros. Para mantenerse motivado, celebre los hitos y los avances en fuerza, resistencia o flexibilidad.

Mantener un compromiso con su programa de acondicionamiento físico Establecer objetivos alcanzables

*1.Establecer algo específico y medible*y objetivos factibles a corto y largo plazo con plazos determinados. Cambie los objetivos según sea necesario según el progreso y las preferencias.

*2. ** Establecer responsabilidad*: Para motivación y responsabilidad, comparta sus objetivos de acondicionamiento físico con amigos, familiares o un compañero de ejercicio. Considere unirse a varias clases de bienestar o redes en línea para obtener ayuda.

3. **Variarlo**:Al variar sus entrenamientos e intentar nuevas actividades o ejercicios, puede evitar el aburrimiento y los estancamientos. Utilice una variedad de ejercicios para mantener sus entrenamientos interesantes y apuntar a varios grupos de músculos.

4. **Presta atención a tu cuerpo**:Toma nota de cómo se siente tu cuerpo antes y después del ejercicio. Descanse y recupérese caso por caso para prevenir el sobreentrenamiento y reducir el riesgo de lesión.

5. **Cambiar y adaptar**:Su programa de ejercicios debe ser adaptable y flexible. Para mantener la constancia y el disfrute, ajuste los ejercicios, las rutinas o los horarios a medida que cambien las circunstancias de la vida.

Celebrando historias de éxito y brindando inspiración

*1. La influencia de los demás**:*Inspírate en las historias de éxito de personas que perseveraron y trabajaron duro para lograr sus objetivos de acondicionamiento físico o superar obstáculos.

*2.**Considera tus logros**:*Considere los logros y logros individuales, ya sea completar un desafío de bienestar, alcanzar un objetivo de pérdida de peso o trabajar en el bienestar y la prosperidad general.

*3. ** Manténgase optimista **:*Concéntrese en las ventajas del ejercicio regular para la salud física, el bienestar mental y la calidad de vida manteniendo una actitud positiva. Disfrute del viaje hacia una mejor salud y celebre el progreso.

Conclusión

En conclusión, determinar sus objetivos, evaluar su nivel de condición física y seleccionar actividades que coincidan con sus intereses y preferencias son pasos necesarios para seleccionar el programa de acondicionamiento físico ideal. Existe una variedad de opciones y enfoques que se pueden adaptar a las necesidades y habilidades de cada individuo, ya sea que desee mejorar su salud cardiovascular, desarrollar fuerza, mejorar la flexibilidad o controlar el estrés. Puede desarrollar una rutina de ejercicios duradera que mejore su salud y bienestar general si comienza lentamente, es constante y modifica su programa según sea necesario. No se trata sólo de ponerse en forma físicamente; también se trata de cuidar tu cuerpo, ayudarte a alcanzar tus objetivos de salud y divertirte en el camino hacia un estilo de vida más saludable y activo durante muchos años.

Capítulo 11

Mantenerse seguro y libre de lesiones mientras hace ejercicio

Prevención de lesiones mientras hace ejercicio Si bien hacer ejercicio es esencial para la condición física, la salud general y el bienestar, es esencial priorizar la seguridad para evitar lesiones y maximizar los beneficios para la salud a largo plazo. Ya sea que esté comenzando otro programa diario de ejercicios, investigando varios tipos de tareas proactivas o planeando mantenerse al día con su bienestar a largo plazo, es vital comprender los estándares clave de anticipación de lesiones y las reglas de seguridad. Esta guía completa examina formas de hacer ejercicio de forma segura y sin lesiones, las causas más comunes de lesiones causadas por el ejercicio, formas de prevenir lesiones y cómo crear una rutina de ejercicios segura y eficaz.

Comprensión Lesiones relacionadas con el ejercicio Hay una serie de causas potenciales de lesiones relacionadas con el ejercicio, que incluyen

1. *Uso excesivo*: Las lesiones por uso excesivo, como tendinitis, fracturas por estrés y distensiones musculares, pueden resultar de realizar los mismos movimientos o ejercicios una y otra vez sin dejar suficiente tiempo para descansar o recuperarse.

2. **Método inadecuado**: Los músculos, las articulaciones y los ligamentos pueden sufrir tensión cuando los ejercicios se realizan incorrectamente, lo que aumenta el riesgo de lesiones agudas y dolor crónico.

3. ** Calentamiento inadecuado**:Es posible reducir el flujo sanguíneo muscular saltándose los ejercicios de calentamiento antes de realizar actividad física, lo que hace que los músculos sean más vulnerables a las tensiones y desgarros.

4. **Capacitación insuficiente**:Comenzar o ampliar la potencia del ejercicio excesivamente rápido sin el moldeo adecuado puede tensar los músculos o causar presión cardiovascular.

5. **Problemas con el equipo**:Las lesiones pueden resultar del uso de equipos obsoletos o inadecuados, como máquinas de ejercicios con la configuración incorrecta o zapatos que no brindan suficiente soporte.

Estrategias para mantenerse seguro y evitar lesiones**Consulte a un profesional médico**

1.Antes de comenzar otro programa de actividades, especialmente si tiene problemas o inquietudes médicas previas, hable con un proveedor de servicios médicos para estudiar la preparación para el trabajo real.

2. ** Comience lentamente y avance lentamente**: comience con ejercicios de baja intensidad y aumente gradualmente su duración, frecuencia e intensidad con el tiempo. El sistema cardiovascular, los músculos y las articulaciones pueden adaptarse a este método, reduciendo la probabilidad de lesiones.

3. ** Calentamiento y resistencia **: Para aumentar el flujo sanguíneo y preparar los músculos para la actividad, siempre caliente antes del ejercicio con movimientos dinámicos como caminar, trotar ligeramente o balancear los brazos. El estiramiento estático es una buena forma de enfriarse después de un entrenamiento para aumentar la flexibilidad y aliviar el dolor muscular.

4. **Utilice el método correcto**:Aprenda técnicas de ejercicio adecuadas de la mano de instructores calificados o profesionales del fitness. Céntrese en la estructura adecuada para amplificar la adecuación y limitar la carga sobre los músculos y las articulaciones.

5. **Presta atención a tu cuerpo**:Toma nota de cómo se siente tu cuerpo antes y después del ejercicio. Detenga la actividad y descanse si siente dolor, malestar o fatiga inusual. Superar el dolor puede causar más daño.

6. **Manténgase hidratado y nutrido**:Manténgase hidratado bebiendo agua antes, durante y después del ejercicio. Consuma una dieta nutritiva y bien equilibrada para ayudar en la recuperación muscular, la salud general y los niveles de energía.

7. **Asegúrate de que tus entrenamientos sean variados:Incluya una variedad de actividades y ejercicios para apuntar a varios grupos de músculos y prevenir lesiones por uso excesivo.

Combine prácticas de alto impacto, preparación de fuerza, adaptabilidad y equilibrio en su agenda diaria.

1. ** Lesiones comunes relacionadas con el ejercicio y consejos para prevenir distensiones y esguinces musculares **:

- "Profilaxis": Realizar la técnica adecuada, aumentar gradualmente la intensidad antes del ejercicio y calentar. Muévase lenta o abruptamente, ya que esto puede tensar los músculos.

2. ** *Heridas en las articulaciones (p. ej., rodilla u hombro)* **:

- "Profilaxis": Fortalecer los músculos alrededor de las articulaciones, utilizar calzado y accesorios adecuados y tratar de no sobrecargar las articulaciones con peso o efecto innecesario.

3. ** *Tendinitis* **:

- "Profilaxis": Incluye ejercicios de estiramiento y flexibilidad, reduce el número de repeticiones que tensan los tendones y aumenta gradualmente la intensidad de tus entrenamientos.

4. **Fracturas de Estrés**:

- "Profilaxis": Mantener calzado y superficies de apoyo adecuados, consumir suficientes nutrientes para la salud ósea y aumentar gradualmente la intensidad y duración del ejercicio.

5. ** ** *Dolor de espalda*:

- "Profilaxis": mantenga una postura correcta durante los ejercicios, refuerce los músculos centrales, evite curvaturas o inclinaciones excesivas y utilice procedimientos de levantamiento adecuados.

Crear una rutina de ejercicios que sea segura y efectiva

1. **Establecer objetivos alcanzables**:Según su nivel de condición física actual, su salud y sus preferencias, establezca objetivos de condición física que sean factibles. Concéntrese en un progreso constante a largo plazo.

2. ** *Elija ejercicios razonables* **:Seleccione actividades que se alineen con sus objetivos de bienestar, intereses y capacidades reales. Considere un buen método que incorpore entrenamiento de alto impacto, fuerza, adaptabilidad y equilibrio.

3. ** *Crea un horario que sea equilibrado:*Cada sesión de entrenamiento debe incluir un calentamiento, ejercicio aeróbico, entrenamiento de fuerza, ejercicios de flexibilidad y un enfriamiento. Entrenamientos que logran un equilibrio entre diferentes objetivos de acondicionamiento físico y grupos de músculos.

4. ** *Intensidad de la pantalla* **:Para medir la intensidad del ejercicio, utilice la escala de esfuerzo percibido o la monitorización de la frecuencia cardíaca. Busque el oro por actividad vigorosa y cambios en vista de los niveles y objetivos de bienestar individuales.

5. **Asegurar la recuperación**:Entre entrenamientos intensos, programe días de descanso para que los músculos tengan tiempo de recuperarse y repararse. Un descanso y una recuperación satisfactorios son fundamentales para prevenir el sobreentrenamiento y las lesiones.

6. **Mantenga la coherencia**:Cree una rutina de ejercicios que se adapte a su horario y otros compromisos. Para lograr los objetivos de acondicionamiento físico y mantener los beneficios de la salud en general, la constancia es esencial.

Abordar la seguridad en diversos entornos de ejercicio

1. **Centro fitness o gimnasio**:

- Aprenda a utilizar el equipo y las precauciones de seguridad.
- Reciba consejos de profesionales del fitness sobre cómo utilizar el equipo y la técnica adecuados.
- Respetar el espacio individual y el decoro en las regiones de práctica compartida.

2. ** Actividad al aire libre**:

- Elija rutas para caminar, correr o andar en bicicleta que sean seguras y bien iluminadas.
- Vestirse con calzado y ropa adecuados al clima.
- Sea consciente de los elementos ambientales y los peligros esperados, como el paisaje desequilibrado o el tráfico.

3. **Ejercicio en casa**:

- Asegúrese de que haya suficiente espacio para hacer ejercicio para evitar tropezar o caer.
- Asegúrese de que el equipo sea resistente y esté en buen estado de funcionamiento.

Para obtener orientación e inspiración, considere tomar clases en línea o entrenamientos virtuales dirigidos por profesores experimentados.

1. ** Buscando apoyo profesional**y entrenadores personales de orientación**: cree un plan de ejercicio personalizado que satisfaga sus necesidades y objetivos

trabajando con entrenadores personales certificados, instructores de fitness o fisioterapeutas.

2. **Proveedores de Atención Médica**: Para obtener consejos sobre la seguridad del ejercicio, la prevención de lesiones y el manejo de condiciones de salud existentes, consulte con profesionales de la salud como médicos, fisioterapeutas o especialistas en medicina deportiva.

Conclusión

En conclusión, disfrutar de los beneficios del ejercicio para la salud y al mismo tiempo minimizar los riesgos requiere dar alta prioridad a la seguridad y la prevención de lesiones. Las personas pueden mantener una buena forma física, mejorar la salud general y mantener hábitos de ejercicio a largo plazo si comprenden las causas más comunes de las lesiones causadas por el ejercicio, ponen en práctica medidas preventivas y desarrollan una rutina de ejercicios que sea segura y eficaz. La implementación de medidas de seguridad garantiza que su ejercicio seguirá siendo placentero, productivo y beneficioso para su salud y bienestar, independientemente de si está comenzando una nueva rutina de ejercicios o mejorando su programa de acondicionamiento físico actual. No se trata sólo de ponerse en forma físicamente; también se trata de cuidar tu cuerpo, evitar lesiones y aprovechar al máximo mantenerte activo por el resto de tu vida.

Capítulo 12

Técnicas de motivación para mantener la coherencia

La constancia es la base de una rutina de actividades eficaz, pero mantener la inspiración a largo plazo puede ser un desafío. Ya sea que esté planeando establecer otro programa de bienestar, superar los niveles de práctica o apoyar la fuerza en sus ejercicios, es urgente descubrir métodos de inspiración viables. Esta guía completa examina los principios psicológicos que respaldan los hábitos de acondicionamiento físico a largo plazo, consejos prácticos para superar obstáculos comunes y estrategias comprobadas para mantenerse motivado y constante con el ejercicio.

Comprender la motivación en el ejercicio La motivación es la fuerza impulsora detrás del comportamiento y tiene un impacto en nuestra voluntad de iniciar y mantener la actividad física. La motivación se puede dividir en factores intrínsecos (internos) y extrínsecos (externos) cuando se trata de fitness:

1. **Motivación desde dentro**:surge del disfrute, satisfacción o realización personal que proporciona el ejercicio. El aumento de energía de un entrenamiento, la sensación de logro o el disfrute de los beneficios físicos y mentales del ejercicio son todos ejemplos.

2. **Incentivos Externos**:Implica ganar recompensas, recibir reconocimiento o cumplir

expectativas sociales como incentivos externos para fomentar la participación en el ejercicio.

Cuando se trata de mantener la constancia en el ejercicio, ambos tipos de motivación influyen. Los factores intrínsecos, por otra parte, tienden a ser más duraderos para la adherencia a largo plazo, a pesar de que las recompensas externas pueden proporcionar una motivación inicial.

Técnicas para una motivación efectiva

1. *Establezca objetivos INTELIGENTES**:*Para proporcionar claridad y dirección, establezca objetivos específicos, mensurables, alcanzables, relevantes y con plazos determinados. Para monitorear el progreso y mantener la motivación, divida los objetivos más grandes en hitos más manejables.

2. ** *Encuentra tu propósito:*Encuentre motivaciones personales para hacer ejercicio que se alineen con sus objetivos y valores. Conectarse con sus motivaciones intrínsecas mejora el compromiso y la perseverancia, ya sea para lograr un objetivo de acondicionamiento físico, aumentar la energía, controlar el estrés o mejorar la salud.

3. **Establece una rutina*: cree un plan de ejercicios bien organizado que se adapte a su horario y estilo de vida. Es más fácil priorizar el fitness como parte de tu rutina cuando eres constante.

4. **Varia tus ejercicios**:*Evite la fatiga y el nivel integrando la variedad en su rutina de ejercicios.

Pruebe varios ejercicios, actividades o clases para mantener los ejercicios fascinantes y desafiantes.

5. ** *Monitorear el progreso* **:Realice un seguimiento de sus hitos, mejoras y logros para mantenerse motivado y celebrar sus éxitos. Para realizar un seguimiento visual del progreso, utilice aplicaciones de fitness, lleve un diario de ejercicios o mida las métricas de fitness.

6. ** *Imaginando el éxito* **:Visualízate logrando tus objetivos de acondicionamiento físico empleando técnicas de visualización. La motivación, la seguridad en uno mismo y el compromiso con su programa de ejercicios aumentan al visualizar el éxito.

7. ***Establecer incentivos y recompensas***:Establezca incentivos o recompensas por alcanzar objetivos de acondicionamiento físico y mantenerse constante. Pequeños obsequios, nuevos equipos de ejercicio u otras recompensas no alimentarias que refuerzan el buen comportamiento son ejemplos de recompensas.

8. ** *Localice socios en responsabilidad* **:Asegúrese de compartir sus objetivos de acondicionamiento físico con amigos, familiares o un compañero de ejercicio que pueda ayudarlo a mantenerse encaminado y responsabilizarse. La rendición de cuentas aumenta el compromiso y la motivación en el ejercicio.

9. ** *Únase a un área o grupo local* **:Conéctese con otras personas que comparten sus intereses uniéndose a un equipo deportivo, una clase de ejercicios o una

comunidad en línea. La motivación, la camaradería y el disfrute del ejercicio se ven favorecidos por el apoyo social.

10. **Practicar el autocuidado**:Durante las dificultades o contratiempos, sé amable contigo mismo. Sea consciente de que los fracasos son oportunidades de aprendizaje y desarrollo y que el progreso es un viaje. Centrarse en la resiliencia y la perseverancia en lugar de la autocrítica.

Superar los obstáculos comunes a la coherencia

1. **Limitaciones de tiempo**: En su calendario, marque las sesiones de ejercicio como citas. Haga de la actividad física una prioridad reservando un tiempo cada día para hacer ejercicio, aunque sea solo por unos minutos.

2. **Ausencia de Motivación**:Separe los recados en avances más modestos y concéntrese en el comienzo. La motivación suele aparecer una vez que empiezas a hacer ejercicio. Ayúdate a recordar las ventajas y motivaciones detrás de por qué empezaste en cualquier caso.

3. **Baja energía o fatiga**:Los días en los que te sientas cansado, elige ejercicios que sean apropiados para tu nivel de energía, como actividades de baja intensidad. Para recuperar energías incorpora técnicas de mindfulness o relajación.

4. **El clima o el medio ambiente**:Elija entre una variedad de opciones de entrenamiento en interiores o adquiera ropa y equipo apropiados para exteriores. Cambie con las circunstancias para mantenerse consistente.

5. **Lesión o malestar físico**:Ajuste los ejercicios para adaptarse a las lesiones o molestias. Céntrese en ejercicios de baja influencia o hable con un proveedor de servicios médicos para realizar cambios en la práctica que ayuden a la recuperación y la restauración.

6. **Aburrimiento o monogamia**:Cambie sus entrenamientos, pruebe nuevas clases o ejercicios y busque diferentes lugares para hacer ejercicio para que sea divertido e interesante.

Poner en práctica los principios psicológicos

1. Corrección de conducta**:Utilice métodos de refuerzo positivo, como recompensarse cuando complete sus entrenamientos o alcance hitos. El apoyo fortalece la conducta deseada e incrementa la inspiración.

2. ** **Técnicas cognitivas y conductuales:Combata las dudas y los pensamientos negativos relacionados con el ejercicio. Reemplace las convicciones restrictivas con certificaciones positivas y destaque las ventajas y los avances que ha logrado.

3. **Teoría del establecimiento de metas**:Aplique estándares de diseño de objetivos separando los objetivos más grandes en tareas más modestas y razonables. La motivación aumenta y se crea impulso cuando se logra un progreso incremental.

4. **Teoría de la seguridad en uno mismo**:Al promover la autonomía, la competencia y la relación en sus elecciones de ejercicio, puede fomentar la motivación intrínseca. Participar en ejercicios que se alineen con los intereses y valores individuales.

Consejos prácticos para el éxito a largo plazo

1. Cree una atmósfera de apoyo**:Esté rodeado de personas que están ahí para apoyarlo e inspirarlo en su

viaje de acondicionamiento físico. Establecer un clima positivo que fomente la responsabilidad y el entusiasmo por hacer ejercicio.

2. ** Considere y ajuste**:Evalúe su rutina de ejercicios, sus objetivos y motivaciones de forma regular. Para mantener su enfoque relevante y efectivo, adáptelo en respuesta a los comentarios, las preferencias y las circunstancias cambiantes.

3. Observe los hitos**:Incluso los logros más pequeños deben ser reconocidos y celebrados. Reconozca su progreso, supere obstáculos y disfrute el viaje hacia una mejor salud y estado físico.

Considerándolo todo, mantener la coherencia en la práctica requiere descubrir sus inspiraciones, aplicar procedimientos exitosos y superar los obstáculos normales. Las personas pueden mantener un compromiso a largo plazo con la actividad física estableciendo objetivos claros, cultivando motivaciones intrínsecas, creando rutinas estructuradas y utilizando sistemas de apoyo. Consolidar la diversidad, seguir el avance y practicar la autocompasión aumentan el placer y la versatilidad en los intentos de bienestar. En última instancia, mantenerse motivado está relacionado con adoptar una mentalidad positiva, elogiar los triunfos y emprender el camino hacia un mayor bienestar y prosperidad a través de tendencias de actividad confiables. Con compromiso, determinación y una forma proactiva de abordar la inspiración, las personas pueden lograr objetivos de bienestar duraderos y participar de las diversas ventajas de un estilo de vida funcional.

Capítulo 13

Consejos de acondicionamiento físico para controlar las enfermedades crónicas

Consejos de acondicionamiento físico para controlar las afecciones crónicas Es esencial controlar las afecciones crónicas mediante ejercicio y actividad física regulares con el fin de mejorar la calidad de vida, reducir los síntomas y mejorar los resultados de salud. No importa si tienes diabetes, enfermedades cardíacas, artritis reumatoide o cualquier otro problema de salud crónico; La incorporación de estrategias de acondicionamiento físico seguras y efectivas puede ofrecer una serie de ventajas. Esta guía exhaustiva investiga consejos de bienestar personalizados, consideraciones para circunstancias persistentes específicas, ventajas de la actividad y orientación pragmática para mantener una manera justa de abordar el bienestar y la salud.

Beneficios de la actividad física regular para personas con enfermedades crónicas La actividad física regular tiene muchas ventajas para las personas con enfermedades crónicas:

1. **Salud mejorada en el corazón**:La práctica fortalece el músculo cardíaco, reduce el pulso, desarrolla aún más el curso y disminuye el riesgo de enfermedades coronarias y accidentes cerebrovasculares.

2. *Mayor flexibilidad y fuerza muscular**:Los ejercicios de entrenamiento de fuerza son buenos para

la artritis porque aumentan la masa muscular, hacen que las articulaciones sean más estables y te hacen más flexible.

3. **Mejor control del azúcar en sangre**:La actividad física es necesaria para controlar la diabetes y la resistencia a la insulina porque ayuda a mantener bajo control los niveles de azúcar en sangre.

4. **Controlando tu peso**:El riesgo de complicaciones relacionadas con la obesidad se reduce y la salud general mejora mediante el ejercicio, que ayuda a perder o mantener el peso.

5. **Beneficios para la Salud Mental**:Al promover la salud mental en general, el ejercicio regular mejora el estado de ánimo, reduce el estrés, la ansiedad y los síntomas de depresión.

6. **Calidad de descanso más desarrollada**:El trabajo activo puede ayudar a gestionar los estilos de descanso y desarrollar aún más la calidad del descanso, que es fundamental para el bienestar general y la recuperación.

Instrucciones de acondicionamiento físico personalizadas para afecciones crónicas específicas Diabetes

1- Concéntrate en la Actividad Física: Mejore la sensibilidad a la insulina y el control del azúcar en sangre participando en actividades aeróbicas de intensidad moderada, como nadar, andar en bicicleta o caminar.

- Vigile sus niveles de azúcar en sangre: antes y después de hacer ejercicio, mida los niveles de glucosa en sangre para saber cómo el ejercicio afecta los niveles de azúcar en sangre.
- "Keep Hydrating": Prevenga la deshidratación bebiendo mucha agua antes, durante y después del ejercicio, especialmente en climas cálidos.
- Piensa en hacer entrenamiento de fuerza: fortalece tus músculos, acelera tu metabolismo y ayuda a controlar tu nivel de azúcar en sangre con el entrenamiento de resistencia.

2. **Enfermedades del corazón:

- **Comience lentamente**: comience con actividades de baja intensidad, como caminar, y a medida que mejore su estado físico, aumente gradualmente la duración y la intensidad.
- Vigile su frecuencia cardíaca: mejore la salud cardiovascular prestando atención a su frecuencia cardíaca mientras hace ejercicio y apuntando a actividades aeróbicas de intensidad moderada.
- **Incorpora Entrenamiento de Obstrucción**: Fortalece el músculo cardíaco y mejora tu condición física realizando ejercicios de entrenamiento de fuerza con bandas de resistencia o pesas livianas.
- *Hable con un cardiólogo*: las personas con enfermedades cardíacas deben consultar a un cardiólogo para crear un plan de ejercicio personalizado que tenga en cuenta la salud y la seguridad cardíaca.

3. **Artritis**:

- **Elija actividades de bajo efecto**: seleccione ejercicios que limiten la presión en las articulaciones, como nadar, hacer ejercicio vigoroso en el agua, andar en bicicleta o utilizar máquinas circulares.
- "Calentar y enfriar": céntrese en actividades delicadas de calentamiento y estiramientos de enfriamiento para disminuir la firmeza de las articulaciones y desarrollar aún más la adaptabilidad.
- Concéntrese en el rango de movimiento: integre prácticas que trabajen la adaptabilidad de las articulaciones y el rango de movimiento, como yoga, Jujitsu o ejercicios de extensión.
- **Alterar ejercicios**: Adapte los ejercicios para que no empeoren el dolor en las articulaciones. Utilice la técnica adecuada y piense en utilizar aparatos ortopédicos u otros dispositivos de asistencia como apoyo.

4. **Enfermedad obstructiva pulmonar (EPOC)**:

- **Ejercicios de respiración**: Mejore la función pulmonar y controle los síntomas practicando la respiración con labios fruncidos y la respiración diafragmática.
- Desarrollo gradual: Comience con ejercicios ligeros como caminar e incremente progresivamente la fuerza y la amplitud en función de la resistencia y el límite de la respiración.
- Vigila los niveles de oxígeno: Durante el ejercicio, las personas que utilizan oxígeno suplementario deben vigilar sus niveles de saturación de oxígeno y ajustar su intensidad según sea necesario.
- Entrenamiento por intervalos: Consolidar la preparación de estiramientos para trabajar la

perseverancia cardiovascular teniendo en cuenta periodos de descanso suficientes.

- Actividades con carga de peso: las actividades con carga de peso, como caminar, bailar o subir escaleras, pueden aumentar la densidad ósea y reducir el riesgo de fracturas.
- Se debe incluir entrenamiento de fuerza: Para fortalecer tus huesos y músculos, haz ejercicios de resistencia con tu propio peso corporal, pesas libres o bandas de resistencia.
- **Concéntrese en el equilibrio**: para mejorar la estabilidad y disminuir la probabilidad de caerse, realice ejercicios de equilibrio como pararse sobre una pierna o usar tablas de equilibrio.
- Evite actividades de alto impacto: Evite actividades que impliquen saltos o movimientos bruscos que van y vienen rápidamente, ya que podrían ponerlo en riesgo de sufrir fracturas.

Guía práctica para implementar el ejercicio de manera segura

1. *Consulta a un profesional médico**:*Consulte a un profesional de la salud para obtener recomendaciones personalizadas y pautas de seguridad antes de comenzar un programa de ejercicios, especialmente si tiene una afección crónica o problemas de salud.

2. ** *Comience lentamente y avance lentamente**:*Comience con ejercicios de baja

intensidad y aumente gradualmente su duración, frecuencia e intensidad con el tiempo. Este método permite que el cuerpo cambie y reduce el riesgo de lesiones.

3. **Presta atención a tu cuerpo**:Toma nota de cómo se siente tu cuerpo antes y después del ejercicio. Si experimenta síntomas inusuales, como dolor, malestar o mareos, deje de hacerlo. Según sea necesario, modifique las actividades o hable con un profesional de la salud.

4. ** Permanezca hidratado y nutrido**:Manténgase hidratado bebiendo agua antes, durante y después del ejercicio. Consuma una dieta nutritiva y bien equilibrada para ayudar en la recuperación muscular, la salud general y los niveles de energía.

5. **Haga uso de herramientas y métodos adecuados**:Para hacer ejercicio, póngase la ropa y el calzado adecuados. Utilizar procedimientos y estructuras legítimos durante las actividades para limitar el riesgo de lesión y ampliar la viabilidad.

6. **Observar los síntomas**:Durante el ejercicio, esté atento a cualquier cambio en los síntomas o el estado de salud. Para garantizar que los entrenamientos sean seguros y eficaces, controle los niveles de azúcar en sangre, la frecuencia cardíaca, la respiración y la salud general.

Integrar la actividad física en la vida diaria

1. **Establecer objetivos alcanzables**: según sus intereses, capacidades y estado de salud, establezca objetivos de acondicionamiento físico alcanzables. Céntrese en el progreso y elogie los logros para mantenerse impulsado.

2. **Establece una rutina**: Fomente un horario de ejercicio predecible que se adapte a su horario y estilo de vida diarios. Programe citas para hacer ejercicio para priorizar la actividad física.

3. **Busque apoyo social**:Únase a un grupo comunitario, una clase de ejercicios o un foro en línea para conocer a otras personas que enfrentan problemas de salud similares. La motivación, la responsabilidad y el disfrute de la actividad física se ven impulsados por el apoyo social.

4. ** Monitorear el progreso **:Utilice aplicaciones de fitness, controle las métricas de fitness o lleve un diario de ejercicios para realizar un seguimiento del progreso, las mejoras y el cumplimiento de los objetivos de ejercicio. La motivación y el compromiso se refuerzan cuando se visualiza el progreso.

Con todo, coordinar la actividad normal con la gestión de las circunstancias actuales es fundamental para desarrollar aún más los resultados de bienestar, mejorar la satisfacción personal y disminuir los efectos secundarios de las enfermedades. Las personas pueden incorporar ejercicio de manera segura y efectiva en sus rutinas diarias implementando estrategias de acondicionamiento físico individualizadas, comprendiendo consideraciones específicas de cada condición y cumpliendo con las pautas de seguridad.

Los programas de ejercicio personalizados respaldan la salud y el bienestar general, ya sea que se centren en mejorar la flexibilidad de las articulaciones, controlar la diabetes o la salud cardiovascular. Cuando se trata de controlar enfermedades crónicas a través de la actividad física, la adopción de una estrategia de acondicionamiento físico equilibrada que incorpore ejercicios aeróbicos, de fuerza, de flexibilidad y de equilibrio garantiza beneficios integrales y éxito a largo plazo. Las personas tienen el potencial de lograr avances significativos en su salud, función y calidad de vida en general con la ayuda de profesionales de la salud y una dedicación a la coherencia.

Conclusión

Prosperar a través de un envejecimiento saludable

Al final: florecer a través de la maduración del sonido

A medida que exploramos el viaje del envejecimiento, mantenerse al día con el bienestar, la esencialidad y, en general, la prosperidad resulta cada vez más importante. Envejecer saludablemente significa tomar medidas proactivas para mejorar el bienestar físico, mental y emocional para poder prosperar y vivir la vida al máximo. En esta conclusión se examinan los efectos transformadores de adoptar un enfoque holístico para el envejecimiento saludable, junto con estrategias viables y principios clave.

Adoptar un enfoque de cuerpo entero para envejecer de manera saludable abarca más que simplemente estar libre de enfermedades; Ejemplifica una estrategia holística que aborda una variedad de facetas del bienestar:

1. **Aptitud física**:La vitalidad física y la longevidad se favorecen anteponiendo el ejercicio regular, una alimentación saludable, dormir lo suficiente y tomando medidas sanitarias preventivas.

2. **Felicidad en la mente**:La función cognitiva y la salud mental mejoran al participar en actividades cognitivas, controlar el estrés, cultivar conexiones sociales y fomentar la resiliencia emocional.

3. **Participación Social**:El bienestar emocional y la satisfacción general con la vida se ven favorecidos por la participación en actividades comunitarias, el fomento de conexiones sociales y el mantenimiento de relaciones significativas.

4. ** Bienestar de otro mundo **:La realización espiritual y la resiliencia se mejoran al investigar las propias creencias, practicar la atención plena o la meditación y localizar el propósito de la vida.

Los primeros cinco principios de un envejecimiento saludable Administre su salud de manera proactiva**:

1.Programar exámenes de salud periódicos, esté atento a las enfermedades crónicas y comuníquese abiertamente con sus proveedores de atención médica para hacerse cargo de su salud.

2. **Educación Continua**:Fomente la capacidad mental y la inteligencia a través de un aprendizaje profundamente arraigado, actividades académicas y la participación en nuevos encuentros que ponen a prueba y despiertan.

3. **Resiliencia y Adaptabilidad**:Para afrontar eficazmente las dificultades y los reveses, aceptar las transiciones de la vida, adaptarse a las circunstancias cambiantes y cultivar la resiliencia.

4. **Un estilo de vida saludable**:Para promover el bienestar general, esfuércese por lograr el equilibrio en

las rutinas diarias incorporando actividades de ocio, actividad física, relajación e interacciones sociales.

5. ** *Vivir con un Propósito* **: Identificar y perseguir objetivos, intereses y actividades significativas que proporcionen satisfacción, plenitud y propósito en la vida.

Enfoques prácticos para el envejecimiento saludable

1. ** *Mantenerse al día con la actividad real* **:Integre la actividad normal en los horarios cotidianos, centrándose en prácticas vigorosas, de preparación de fuerza, adaptabilidad y equilibrio adaptadas a las necesidades y habilidades individuales.

2. **Hábitos de comer bien**:Consuma una dieta bien equilibrada llena de cereales integrales, frutas, verduras, proteínas magras y grasas saludables para estimular su energía, su sistema inmunológico y su salud en general.

3. ** *Reducción del estrés basada en la atención plena*La reducción del estrés y el bienestar emocional se pueden lograr mediante el yoga, ejercicios de respiración profunda, técnicas de relajación y meditación de atención plena.

4. **Duerme bien**:Concéntrese en los ensayos de limpieza del descanso, por ejemplo, manteniendo un plan de descanso confiable, haciendo un horario de sueño más relajado y garantizando un clima de descanso agradable.

5. **Exámenes periódicos de salud**:Manténgase actualizado sobre las vacunas, exámenes de detección y otras medidas de salud preventivas recomendadas para grupos de edad y condiciones de salud particulares.

6. **Conexiones con otros**:Desarrollar y mantener asociaciones significativas con familiares, compañeros e individuos del área local para fomentar el apoyo social, la amistad y la sensación de tener un lugar.

7. **Participación en Actividades Recreativas**:Participar en pasatiempos, intereses y actividades que fomenten la relajación, el disfrute, la creatividad y la satisfacción general con la vida.

Los efectos transformadores de las prácticas de envejecimiento saludable son los siguientes:

Mejor nivel de vida

1.Experiencia individualmejor función física, claridad mental y resiliencia emocional cuando priorizan comportamientos que promueven la salud y adoptan un enfoque holístico del envejecimiento.

2. **Riesgo reducido de enfermedades**:La salud a largo plazo se beneficia al adoptar hábitos saludables que reducen el riesgo de enfermedades crónicas como diabetes, enfermedades cardiovasculares, osteoporosis y algunos cánceres.

3. **Mayor esperanza de vida**:Estar físicamente activo de forma regular, llevar una dieta bien equilibrada, controlar el estrés y establecer conexiones

sociales ayudan a las personas a vivir vidas más largas y saludables.

4. **Rendimiento cognitivo mejorado**:Se apoya la función cognitiva y se reduce el riesgo de deterioro cognitivo al adoptar hábitos saludables para el cerebro, controlar las enfermedades crónicas y estimular las actividades cognitivas.

5. **Bienestar Positivo Cerca de Casa**:El bienestar emocional y la salud mental se pueden mejorar a lo largo de la vida cultivando la resiliencia emocional, descubriendo significado y propósito y manteniendo conexiones sociales.

Dificultades y sorprendentes puertas abiertas en la Maduración Sólida

1. **Cuidando los cambios relacionados con la edad**:A través del ejercicio adecuado y ajustes en el estilo de vida, reconozca y adáptese a los cambios físicos como la pérdida de masa muscular, la disminución de la flexibilidad y los cambios en el metabolismo.

2. ** Supervisión de las condiciones vigentes **:Adopte una estrategia proactiva para supervisar las circunstancias actuales, trabajando estrechamente con los proveedores de servicios médicos para optimizar los planes de tratamiento, los medicamentos y los cambios en el estilo de vida.

3. **Cómo superar los obstáculos para un envejecimiento saludable**:Al utilizar recursos comunitarios, redes de apoyo y promoción, puede enfrentar obstáculos comunes como la falta de

motivación, las limitaciones financieras, el acceso a la atención médica y el aislamiento social.

4. ** *Promoción de la equidad en el envejecimiento***:Garantizar oportunidades inclusivas para un envejecimiento saludable abogando por el acceso equitativo a la atención médica, los recursos y los servicios de apoyo para los adultos mayores de diversos orígenes.

El envejecimiento saludable es un viaje que permite a las personas prosperar física, mental y emocionalmente durante todo el proceso de envejecimiento. Al adoptar una forma integral de abordar el bienestar, consolidar técnicas proactivas y centrarse en la prosperidad, las personas pueden mejorar su satisfacción personal, disminuir el riesgo de enfermedades y mejorar la esperanza de vida. Cada aspecto del envejecimiento saludable contribuye a una vida que sea a la vez satisfactoria y significativa, desde realizar actividad física regular y comer bien hasta cultivar conexiones sociales y controlar el estrés. Las personas pueden navegar con confianza y optimismo por las complejidades del envejecimiento reconociendo los desafíos, aprovechando las oportunidades y cultivando la resiliencia. En última instancia, una maduración sólida no se trata sólo de agregar años a la vida, sino de agregar vida a los años, abrazando la esencialidad, la razón y la prosperidad en cada etapa del proceso de maduración.

Gracias.

www.ingramcontent.com/pod-product-compliance
Lightning Source LLC
Chambersburg PA
CBHW072335270726
48659CB00022B/1606